江藤一洋編

歯の健康学

岩波新書

910

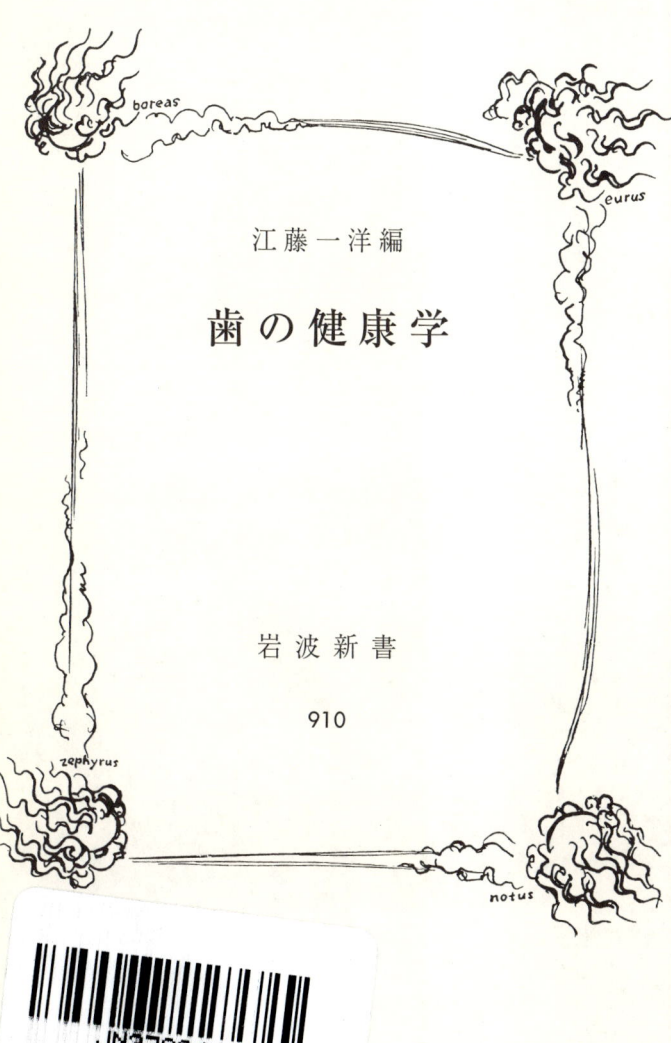

はじめに

日本歯科医学会総会は、一九〇三(明治三六)年に創立された歯科医学会によって一九四九(昭和二四)年より開催され、二〇〇四年一〇月に横浜で開催される総会で二〇回を数える。およそ五五年の歴史をもつ総会である。二一世紀の初頭をかざるこの総会は、「心と身体の健康は口腔から」をテーマにかかげ、二〇世紀の間に蓄積された歯科医学の力を、二一世紀の未来に向けて大きく飛躍させていく契機と考えている。

本書『歯の健康学』は、第二〇回総会を記念して企画されたものである。広く歯の健康に悩む一般読者に、基本的な歯科医学の知識を提供するとともに、最新の歯科医療の方法について紹介することを目的として書かれている。

口腔の二大疾患であるむし歯、歯周病に始まり、入れ歯と嚙むことの大切さ、歯並びと嚙み合わせ、周辺の病気、歯と全身の健康、歯科医療と痛み、歯とことばの発声、美容と歯科医療、最新の治療法、歯科保健医療と社会、など歯科医学・歯科医療の最新の課題が網羅されている。その内容のめざすところは、この総会のメインテーマを具体的かつ創造的に展開させていくことにある。

日本歯科医学会の使命は、国民への良質の歯科医師と良質の歯科医療の提供であることは、二一世紀になっても変わりはない。大きく変化することは、まもなく高齢社会が現実になって、人口の三分の一が六五歳以上になることである。嚙めることのありがたみのわかる人口が三分の一に達すれば、当然のことながら歯科医療の質への要求も高くなるであろう。歯科医学・歯科医療のさらなる進歩発展が要求される。

本書が二一世紀の歯科医学・歯科医療の発展への啓発の書として活用されれば、幸いである。

二〇〇四年八月

第二〇回日本歯科医学会総会会頭　江藤一洋

目　次

1 むし歯

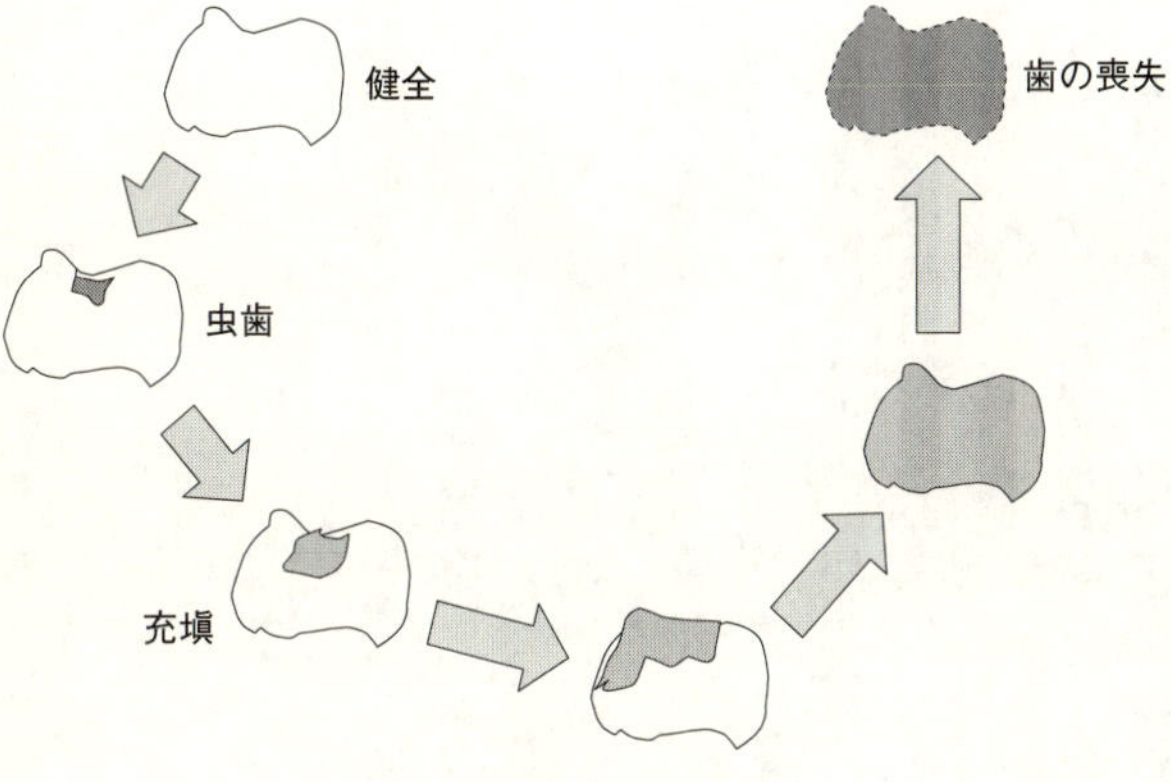

歯の自然史(歯の萌出から喪失まで)

1　むし歯の現状

治療する時代から予防する時代へ

近年、日本ではむし歯（う蝕）患者が減少している。第二次世界大戦後、他の先進国と同様に日本でもむし歯患者が爆発的に増加した時代があった。その頃は「むし歯は文明病である」といわれ、社会の文明化にともなって増加する疾患とされていた。

それに比べると今や隔世の感がある。図1-1にWHO（世界保健機構）が発表した、一九六九年における一二歳児のむし歯の分布地図を示す。ほんの三五年前、先進国（イギリス、カナダ、オーストラリア、北欧など）において、一二歳児の一人平均むし歯経験歯数（一二歳に達するまでに一人の子どもが罹患するむし歯の本数）は七本以上であった。しかし、それから二四年後の一九九三年におけるむし歯分布地図（図1-2）では、一人平均むし歯経験歯数は、わずか一本前後にまで減少した。

人類の歴史上、これほど短期の間に急速に減少した疾患は、抗生物質の出現による感染症の激減以外は例を見ない。先進国では、「むし歯は社会の文明化が進むほど減少する」疾患とな

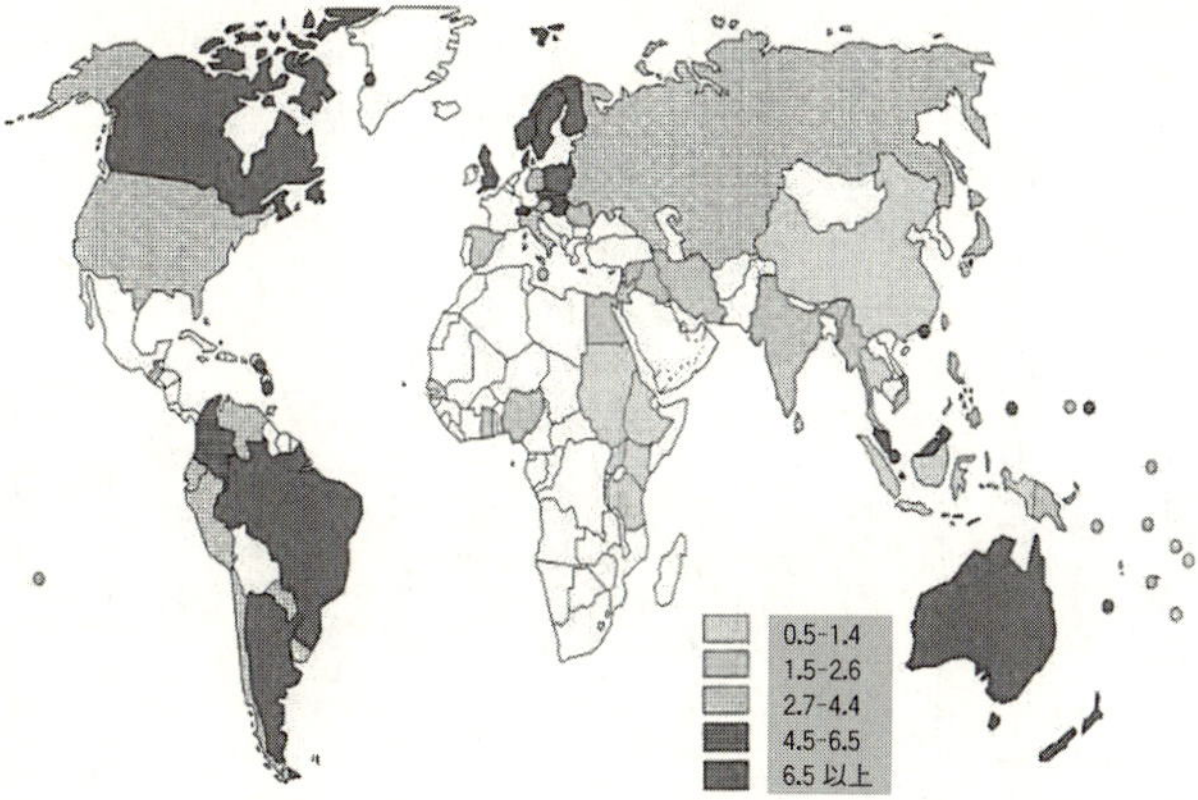

図 1-1　12 歳児の一人平均むし歯経験歯数の世界地図(1969 年)

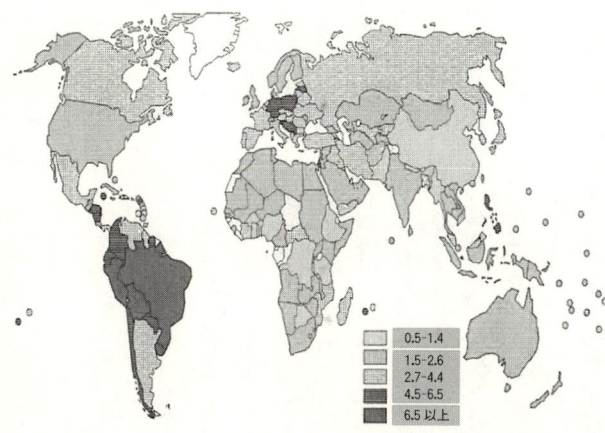

図 1-2　12 歳児の一人平均むし歯経験歯数の世界地図(1993 年)

ったのである。一九九四年、WHOは「口腔保健」を年間のテーマとして定め、同年四月七日のWorld Health Day(世界保健日)に、「むし歯は予防できる疾患である」とのコメントを発表した。今やむし歯を治療する時代からむし歯を予防できる時代に突入したのである。

発展途上国では、むし歯は少ない?

一方、発展途上国ではむし歯の比率は統計上低い。図1-3に一九九四年の上海市における年齢別一人平均むし歯経験歯数を示す。三五歳前後まで一人平均むし歯経験歯数は二本以下と少なく、三五歳以降増齢にともない、歯を喪失することにより指数関数的に増加する。

ちなみに、むし歯は、治療が必要な穴があいた状態の歯(Decayed tooth:D歯)と、むし歯が理由で失われた歯(Missing tooth:M歯)と、むし歯を治療した歯(Filled tooth:F歯)とを足してむし歯(DMF)経験歯数として表現する。その理由は、むし歯には自然に治るということがなく、むし歯にかかったという経験が履歴として残り、さらに、たとえばまったく歯がない総入れ歯の人はむし歯がなく、未処置の歯数を数えるだけでは健康な状態ということになるためである。

比較のため、大阪府の年齢別一人平均むし歯経験歯数の調査結果(一九九三年)を示そう(図1-4)。上海市とはまったく異なり、年齢が高くなるに従い、直線的に一人平均むし歯経験歯数が増加している。上海市と大阪府とを比較すると、未処置歯と喪失歯の年齢別変動はほとんど

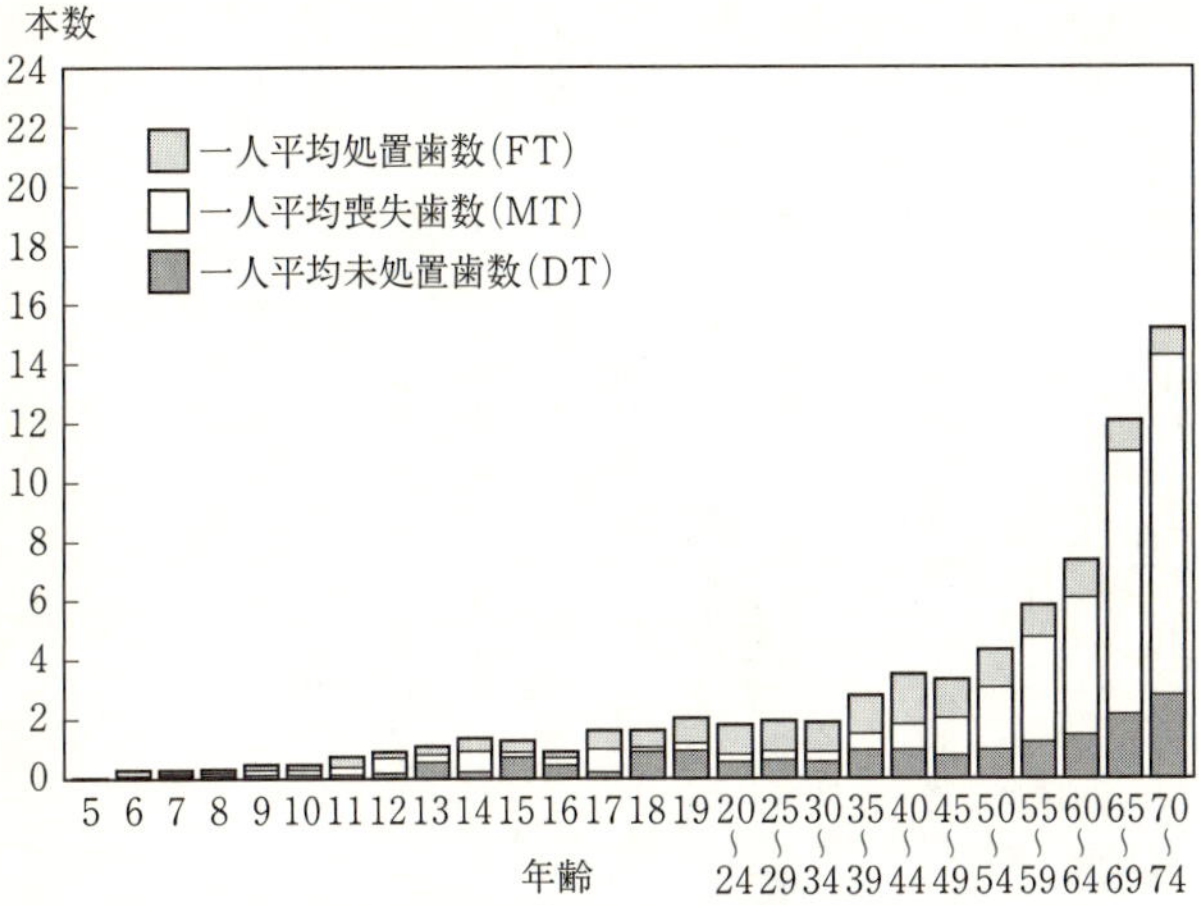

図 1-3　上海市の年齢別一人平均むし歯経験歯数(1994 年)

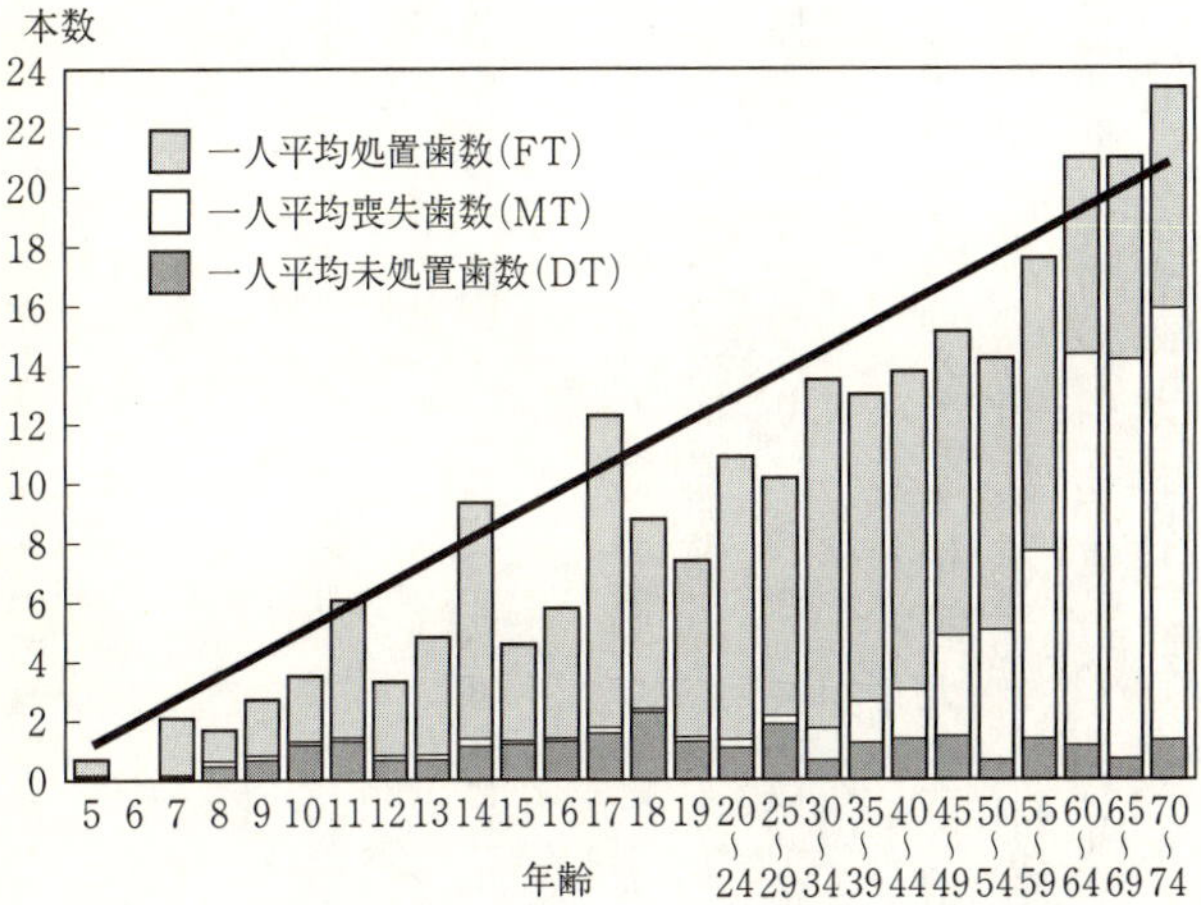

図 1-4　大阪府の年齢別一人平均むし歯経験歯数(1993 年)

変わらないのに、大阪府ではむし歯を治療した歯を持つ患者が上海市に比べて数倍多い点が異なる。

日本のむし歯はいつごろから減少したか

日本におけるむし歯罹患状況の年ごとの変化を見てみよう。厚生労働省が一九五七(昭和三二)年から六年ごとに実施している歯科疾患実態調査結果を用いることにする。五歳から一五歳の学童・生徒の永久歯一人平均むし歯経験歯数の推移を、図1-5に示す。期間は、一九五七年から一九九九(平成一一)年までである。

五歳から一五歳の学童・生徒のむし歯は、一九五七年以降一九八一年まで、年齢と一人平均むし歯経験歯数の関係を示す直線の傾きが増大して、むし歯の数は増加傾向を示していた。しかし、一九八一年以降一九九九年まで、直線の傾きが緩やかになり、むし歯は減少傾向に転じている。

すなわち、日本人の学童・生徒期におけるむし歯の数が最高だったのは、一九八一年前後であったことがわかる。この四二年の間、一二歳児の一人平均むし歯経験歯数は二・八本から五・九本まで増加した後、反転して二・四本にまで減少し、WHOが設定した二〇〇〇年の目標「一二歳児の一人平均むし歯経験歯数を三本以下にする」を達成したことになる。

延びつつある歯の平均寿命

次に、五歳から八〇歳までに幅を広げ、年齢とむし歯経験歯数との関係を見てみると、学童・生徒期に見られたほどの大きな変化は見られず、成人および高齢者のむし歯罹患状態は、戦後それほど変化していないことがわかる。今後、むし歯の数が減少している学童・生徒期の人が成人になると、成人および高齢者のむし歯の数も減少を示すものと期待される。

現在、日本人の平均余命は男女とも世界一であるが、女性の方がやや長い。しかし、歯の平均寿命からみると、逆に男性の方が長い。歯の平均寿命は延びつつある。厚生労働省や日本歯科医師会が提唱している、「八〇歳で二〇本の歯を残す」という八〇二〇運動の達成も明かりが見えてきたようである。

二〇一〇年を目途とする厚生労働省のプロジェクト「健康日本21」は、早期発見・早期処置を目指した第二次予防から、疾患の発生自体を予防する第一次予防への転換、根拠に基づく疾患・年齢別目標値の設定等、新しい理念に基づく健康づくり運動である(「健康日本21」に含まれる歯科保健目標のうち、むし歯に関する目標については第11章を参照)。

むし歯に関する目標は、これまで幼児期および学童期が中心であったが、「健康日本21」の歯科保健目標の中に、むし歯のない三歳児の児童の割合を八〇%にするという新たな概念の目

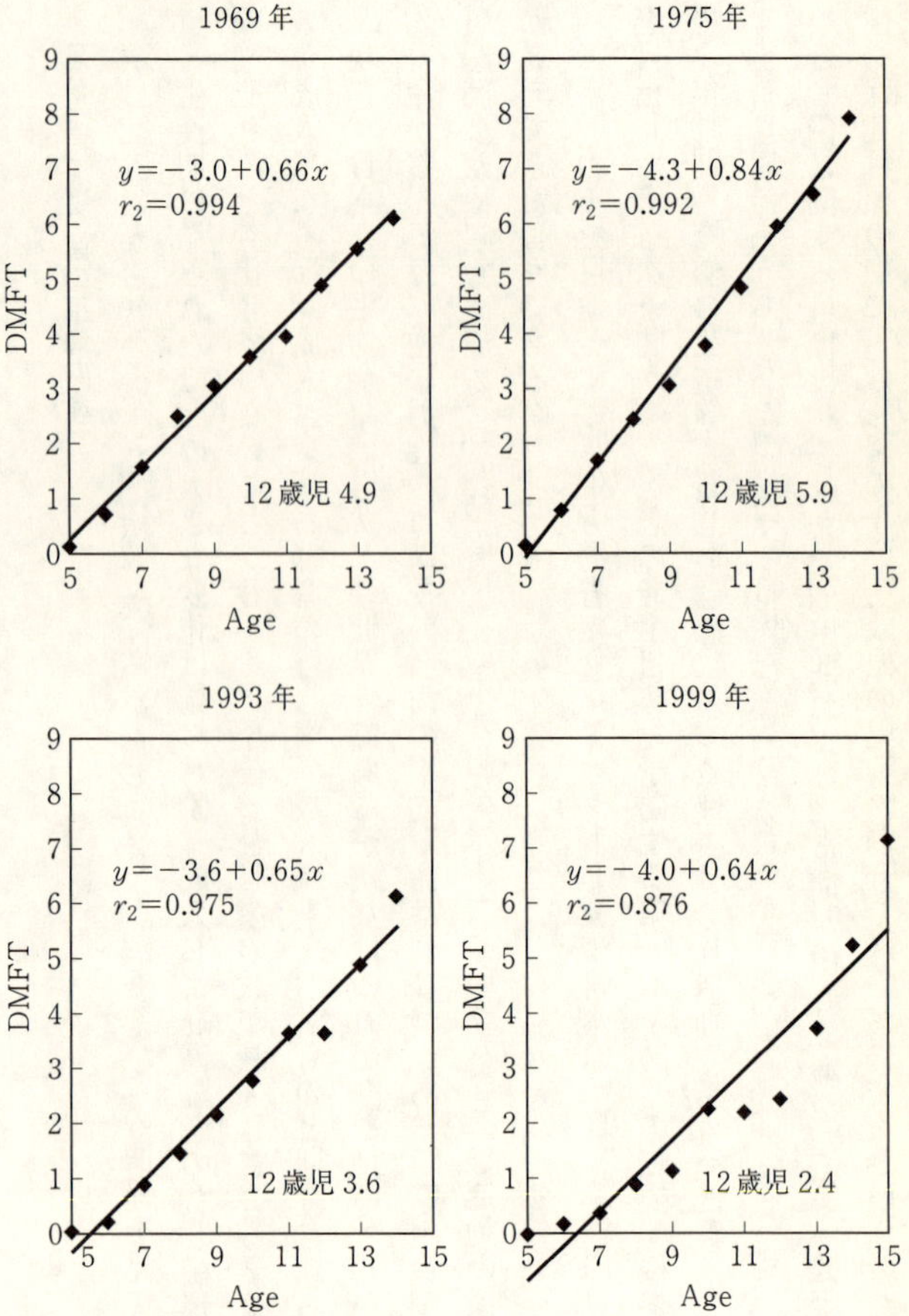

(1957 年から 1999 年歯科疾患実態調査)

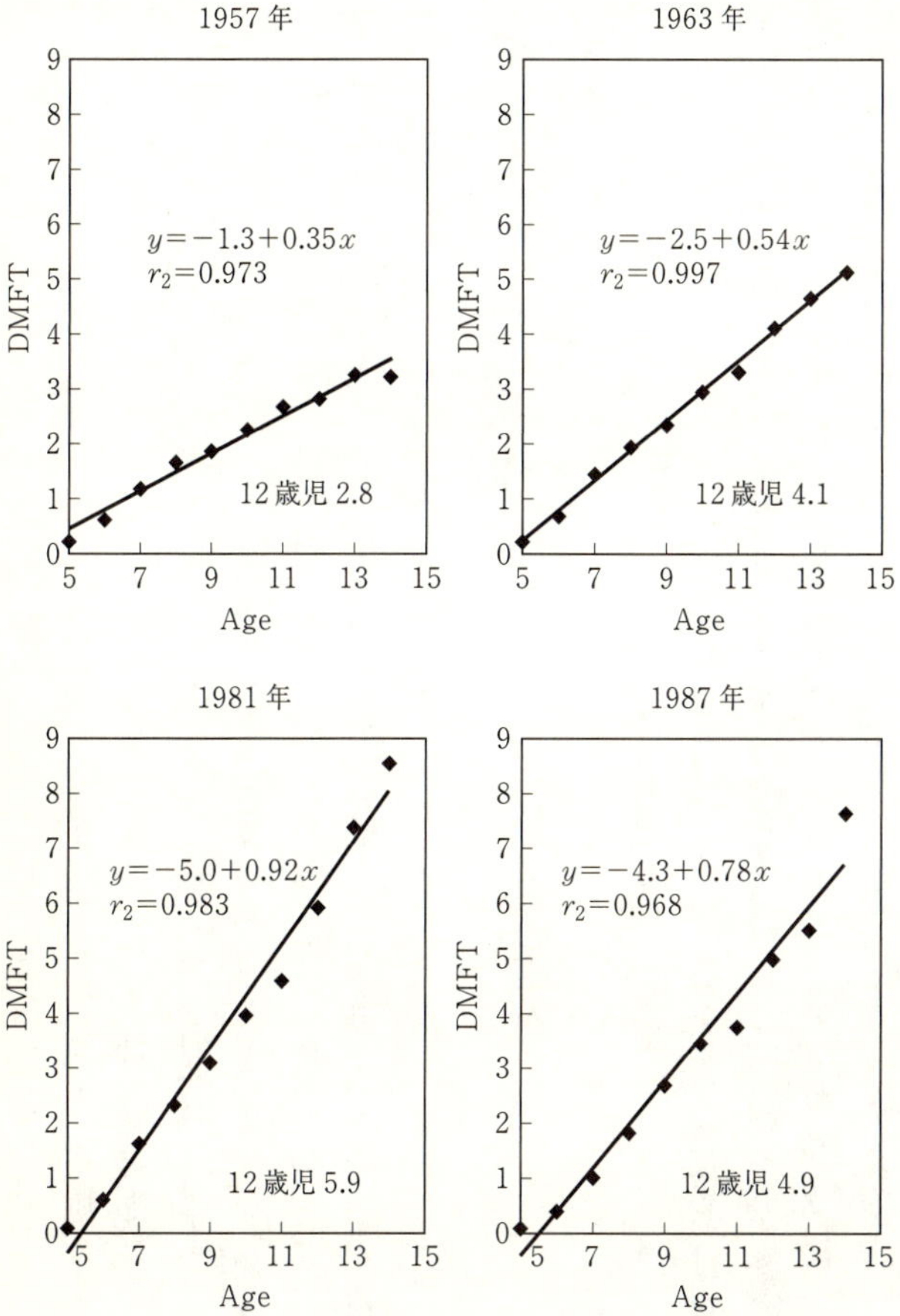

図 1-5　5 歳から 15 歳児の一人平均むし歯経験歯数の推移

標設定がなされているのも注目すべき点である。今後は、歯面別のむし歯発生状況、成人・高齢期における歯根表面のむし歯の調査ならびに目標設定が必要である。

このような保健対策は日本ばかりでなく、米国でも“Healthy People 2010”として同様の取り組みがなされている。二〇一〇年に向け、歯科学界がこの目標達成のために全力で対応している姿や、その成果を注視していただきたい。

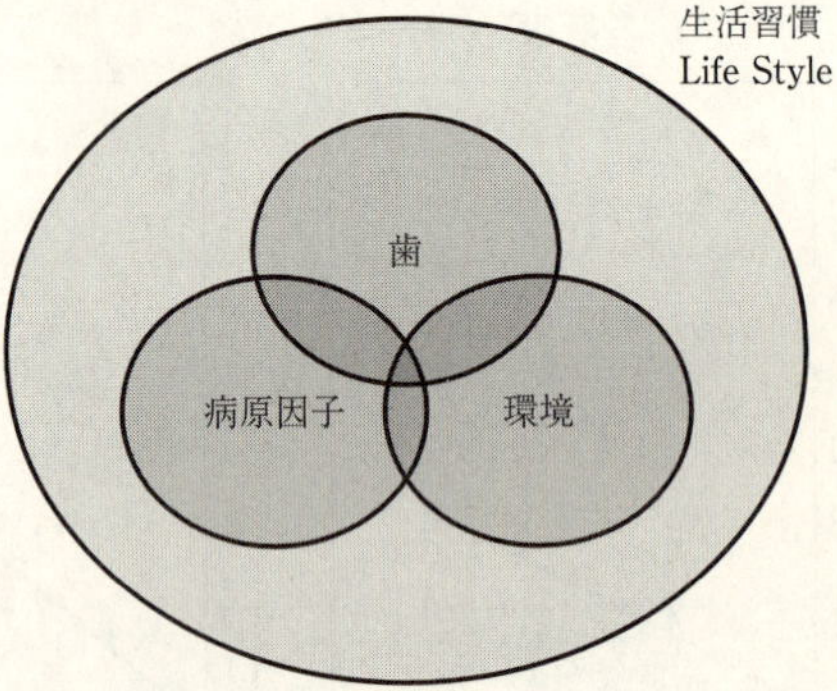

図1-6　むし歯予防の病因論

2　むし歯の原因

むし歯の原因にはいろいろある

むし歯は単一の要因で発生する疾患ではない。むし歯発生の場となる歯(宿主因子)、酸を産生する主役の細菌(病原因子)、唾液や食事などの環境因子、歯が脱灰するまでの時間など、多くの要因によって発生する疾患である。さらに、これらの要因が生活習慣と深くかかわっており、生活習慣病という一面を有している(図1-6)。

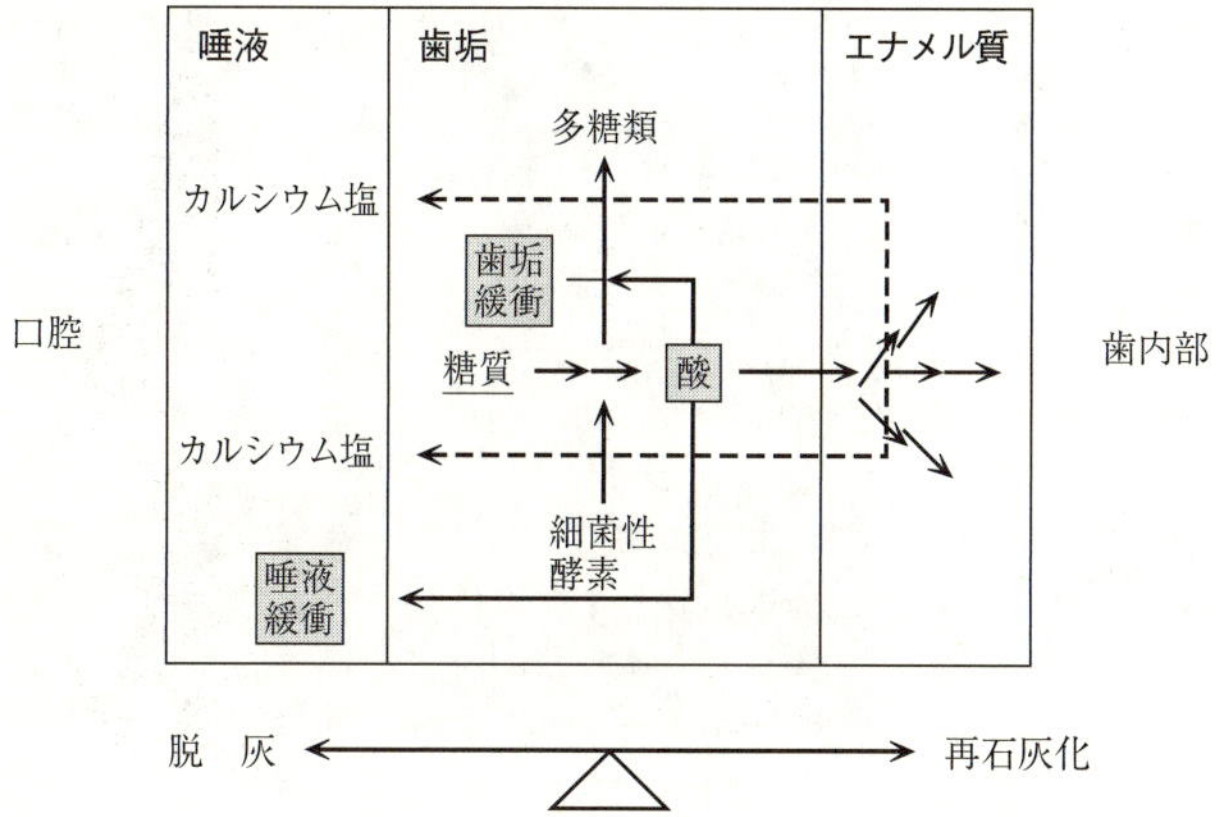

図 1-7　歯表面における唾液―歯垢―歯の相互作用

歯の表面は、むし歯が発生する場である。そこでは、歯―細菌―唾液・食事因子の各要因の相互作用(図1-7)の結果としてむし歯が発生する。むし歯の原因については、古くは一八九〇年にミラーの化学細菌説が提示された。彼は、唾液とパンを混入した試験管内でむし歯が発生することを示したが、むし歯の病因についての基本的な考え方は、今日でもあまり変わっていない。

歯の化学的組成とむし歯

歯は、化学的にはリン酸カルシウムの結晶体(ハイドロキシアパタイト)からできており、組織学的にはエナメル質、象牙質、セメント質から成る。このうちエナメル質は、無構造の無機質からなる表層エナメル質(表面から二〇～三〇マイクロ・メートル)と、小柱構造を有し多少の有機成分を含む表層下エナメル質から成っている。むし歯の初期状態である白斑（ホワイトスポット）は、表層下エナメル質が脱灰されたものである（図1－8）。

このような表層下脱灰が起こる理由は、エナメル質の化学組成が一様でなく、エナメル質の表層ほどフッ素含有量が多く、このため表層エナメル質の耐酸性が高いこと、また、唾液がエナメル質のリン酸カルシウムの結晶体に対しカルシウムイオンやリン酸イオンがほどよい濃度で溶解している溶液であることが関与している。なお、むし歯が表層下脱灰の状態にとどまっている場合は、そこに再石灰化現象が生じうる。このことは、むし歯予防を考える上で非常に重要である。

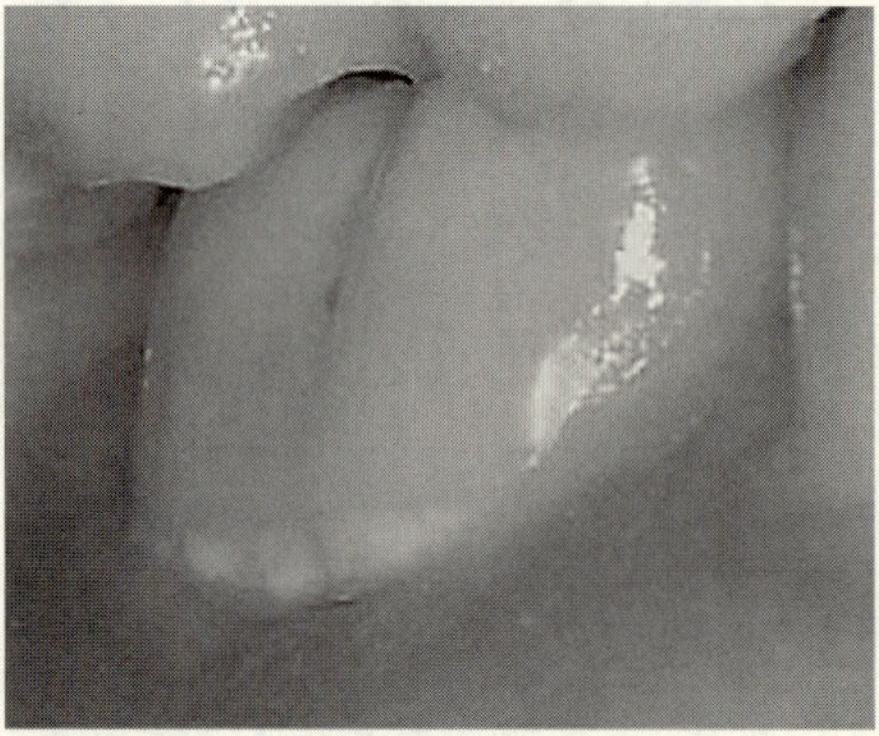

図1-8　初期むし歯・白斑（表層下脱灰）

唾液の役割

さて、口の中における唾液の存在は、むし歯の発生・予防のプロセスに大きな役割を果たしている。唾液は、歯に対しカルシウムイオンやリン酸イオンがほどよい濃度で溶解している溶液であり、成分として抗菌物質や緩衝物質(もとの水素イオン濃度を保とうとする物質、主として重炭酸イオン、唾液タンパク質)を含んでいる。薬の副作用や放射線療法で唾液腺が損傷すると、唾液の流出量が減少し、むし歯が発生しやすくなる。このように、唾液の果たす役割は重要であるが、いまだに、唾液中に含まれる各種のタンパク質がむし歯の進行・抑制に及ぼす影響について詳しくは明らかでない。

むし歯と歯垢

むし歯は細菌の塊である歯垢(プラーク)の下でしか発生しない。歯垢は、口腔内細菌が歯の表面に付着した歯の汚れである。きれいに清掃した歯が再び汚れていくプロセスは、自然界の汚れと同様である。流し台に置いたコップの底の汚れ、船底の藻の付着など、固体と液体とが接すると液体中の糖タンパク質が固体に吸着し、単分子膜が形成される。すなわち、口の中では口腔内細菌が、海中ではプランクトンが固体表面に付着していく。

口の中でその付着を助けるのは、摂取した砂糖類からできる粘着性の菌体外多糖類である。やがて初期の歯垢は成熟した歯垢へ、細菌の構成は球菌から桿菌《かんきん》や糸状菌へと移行する。歯垢の古さは、歯垢内細菌を採取し、位相差顕微鏡で観察すれば判別できる。

最近、歯垢を単なる細菌の塊ではなく、一つの生態系を有する「バイオフィルム」と捉える研究者が多くなっている。バイオフィルムは表層が外部溶液と一線を画す膜で覆われ、この膜が薬剤の浸透を妨げ、除去しにくくしている。また、バイオフィルムの化学成分についても、フッ素などは表層ほど濃度が高いことが明らかにされてきている。

むし歯と砂糖

むし歯に関する食事因子としては、砂糖がよく知られている。砂糖は歯垢形成プロセスと深い関わりがある。砂糖を含む食品を頻繁に摂取すると、歯面に形成される歯垢は、粘着性の高い、除去しにくいものとなる。さらに、砂糖からは歯を脱灰する酸が産生される。

口の中で歯垢のペーハー値の変動を測定すると、砂糖から歯垢中に酸が産生される様子がわかる(図1-9)。グルコース溶液で含嗽《うがい》をすると、はじめ中性域にあった歯垢の水素イオン指数が急速に酸性域に低下し、歯が脱灰するペーハー五・四以下になる。

その後、歯垢の緩衝作用あるいは唾液中和作用により、再びもとの中性域に戻り、脱灰状態から再石灰化状態に回復する。繰り返して何度も砂糖を含む食品を摂取すると、上昇しかけた水素イオン指数がまた酸性方向に低下し、危険な脱灰状態が続くことになる。

むし歯の原因となる個々の要因についてはかなり明らかになった。しかし、それらの相互作用、生活習慣との関わり、年齢別の様相など、まだ解明すべき点が多く残されている。

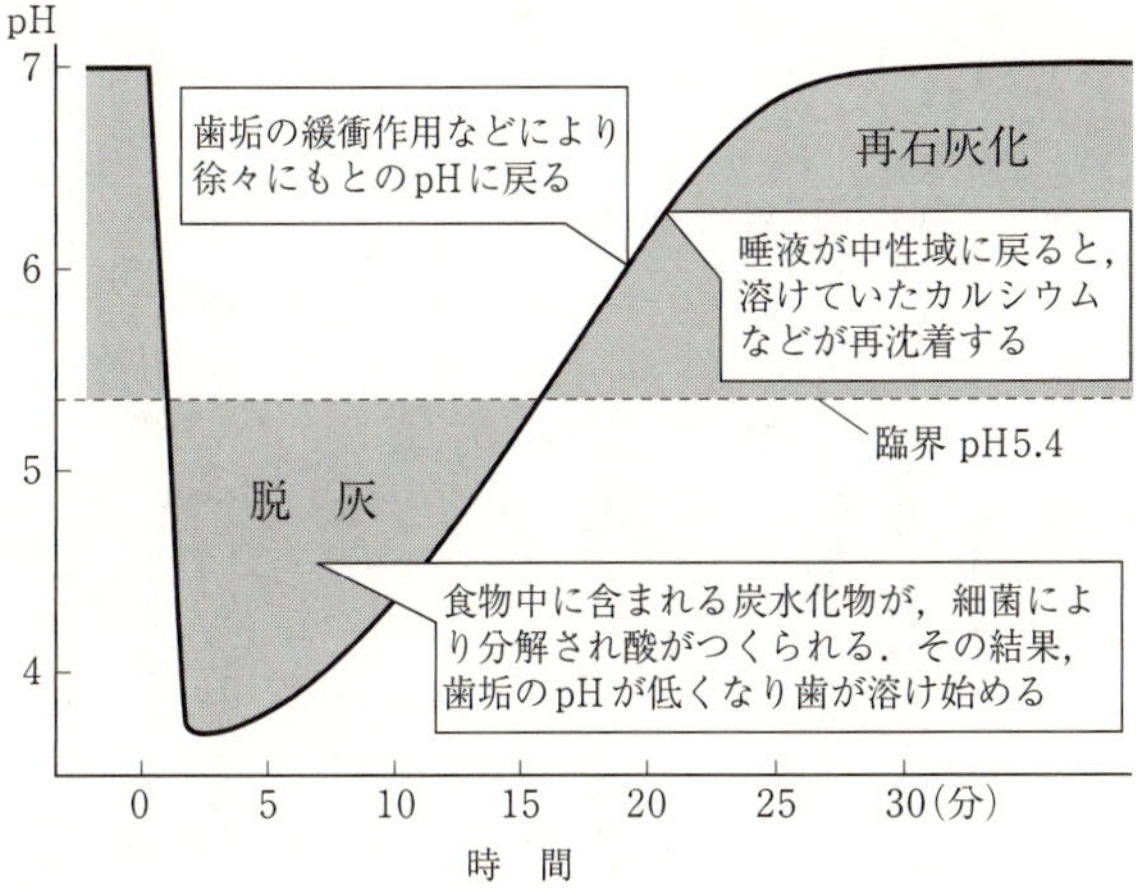

図 1-9　砂糖摂取後の歯垢中水素イオン指数(pH)の変動

3　むし歯予防

むし歯が減少した理由

今日、むし歯予防が可能であることは、むし歯の罹患状態からも明らかである。先進諸国でむし歯が減少した理由として考えられるのは、①フッ化物応用機会の増加(フッ化物に接する機会が増えたこと)、②健康指向の増大(健康、口腔保健に対する関心が高くなったこと)、③新テクノロジーの歯科への応用(とくに予防歯科の進歩)、④歯科医療施設・歯科医師数の増加・充実(簡単に歯科を受診できるようになったこと)、⑤口腔保健システムの確立(一歳六カ月児健診、三歳児健診、学校健診等の充実)などである。

フッ化物の効果

むし歯予防において、唯一効果が証明されている「根拠のある予防法」(Evidence-Based Prevention)は、フッ化物の応用である。なぜ、フッ化物にむし歯予防効果があるのであろうか。

これまで、歯にフッ化物を適用すると、歯のハイドロキシアパタイトのOH基がフッ素に置き換わり、溶けにくいフルオロアパタイトになるため、むし歯になりにくいと考えられてきた。しかし、一九八八年にオガードらが、完全なフルオロアパタイトから成るサメの歯を口の中に置いてむし歯になるかどうかを調べたところ、むし歯が発生した。この事実から、フッ化物による再石灰化現象がむし歯予防効果の主因であるとの結論に達した。

すなわち、歯の外部環境(唾液)に微量(数 ppm)でもフッ化物が存在することが歯の再石灰化に有効で、これがむし歯予防メカニズムの中心であると認識されている。もちろん、フッ化物は歯を溶けにくい物質に変えるし、またフッ化物が口腔内細菌による酸の産生を抑制することも、むし歯の予防につながる。

口腔環境液にフッ化物を供給する方法は、フッ化物配合歯磨剤(約 1,000 ppmF 以下)の使用、フッ化物による洗口(約 225~450 ppmF)、あるいはフッ化物歯面塗布(約 10,000 ppmF)などである。フッ化物と上手に付き合い、微量(数 ppm)のフッ化物を口腔内に存在させることが、むし歯予防の基本であるといえる。

歯面の溝の予防

むし歯になりやすい歯面は、咬合面に問題がある。歯の咬合面には溝や小さな穴があり、歯垢が停滞してむし歯になりやすい。この複雑な形態を単純な形態に変える方法に、小窩裂溝《しょうかれっこう》予防塡塞《てんそく》法(歯の噛む面の溝を人工的に平滑な面に修正する方法)がある。塡塞する材料には、レジン系とセメント系の二種類がある。両材料ともフッ素が含まれているものが用いられ、形態修正とフッ素との複合作用を期待できる。

歯磨きとむし歯

これまで、むし歯予防といえば歯磨きとされてきた。しかし、歯磨きとむし歯予防との関係は、歯磨きと歯周病予防との関係ほどはっきりしてはいない。歯の表面から歯垢を一〇〇%除去することができないこと、むし歯発生には時間を要すること、むし歯発生には多くの要因が関わっていることなどから、歯磨きとむし歯予防との関係を証明することは難しい。

萌出直後の歯は幼弱で、むし歯にかかりやすい。幼弱な歯の表面に存在する歯垢を除去することは、歯垢の下にむし歯が発生することから、むし歯予防の点で特に重要である。複雑な場所の多い口の中を清潔に保つ方法は、歯ブラシ、歯間ブラシ、デンタルフロス、電動歯ブラシなどの器具を適切に用い、歯磨き上手になることである。

また、フッ素配合の歯磨剤を使用することは、低濃度のフッ素を口の中に維持する手段として意味がある。歯ブラシは、フッ素配合の歯磨剤を口へ運ぶ器具であるとさえ言われる。

歯の表面の汚れ（歯垢）を除去して口の中を清潔に保つことは、健康感の育成、身体全体の清潔観念、生活習慣の規則性（歯磨き時間の設定）など、健康な生活の基本である。幸い、現代の日本人では歯磨き習慣が定着し、一日に一回以上歯を磨く人は九五％を越えている。一日に二、三回磨く人も増加する傾向にある。

歯の磨き方の基本は、①歯の汚れている箇所・磨き残しやすい箇所を知り、②汚れている箇所に的確に歯ブラシの毛先を当て、③その場所で動かせる四種類の動かし方（縦、横、回転、振動運動）を組み合わせて歯垢を除去することである。この原則を実践すれば、歯の表面から歯垢のほとんどを除去できる。

むし歯予防の保健指導

歯科診療室では、個人のむし歯発生要因の軽重からむし歯発生のリスクを診断し、適切な予防処置を選択し、保健指導が行われる。リスク要因としては、むし歯経験（ＤＭＦ）歯数、唾液緩衝能、唾液の量と質、ミュータンス連鎖球菌の数、乳酸桿菌の数、飲食の回数、歯垢蓄積度、フッ素の使用状況などがある。

最近、初期むし歯（表層下脱灰）を検出し、定量化する方法が開発された。エナメル質と象牙質との境界に存在する蛍光物質を紫外領域の波長の光で励起し、脱灰部の散乱光を画像として取り込み、画像処理して定量化するＱＬＦ（Qualitative Light-Induced Fluorescence）法（図１－10）である。この方法では、歯質内の脱灰―再石灰化の変化をモニターでき、初期むし歯を評価し、むし歯リスク（むし歯になる危険性）評価に歯質の情報を追加することが可能である。真のむし歯予防の時代が到来したといえる。

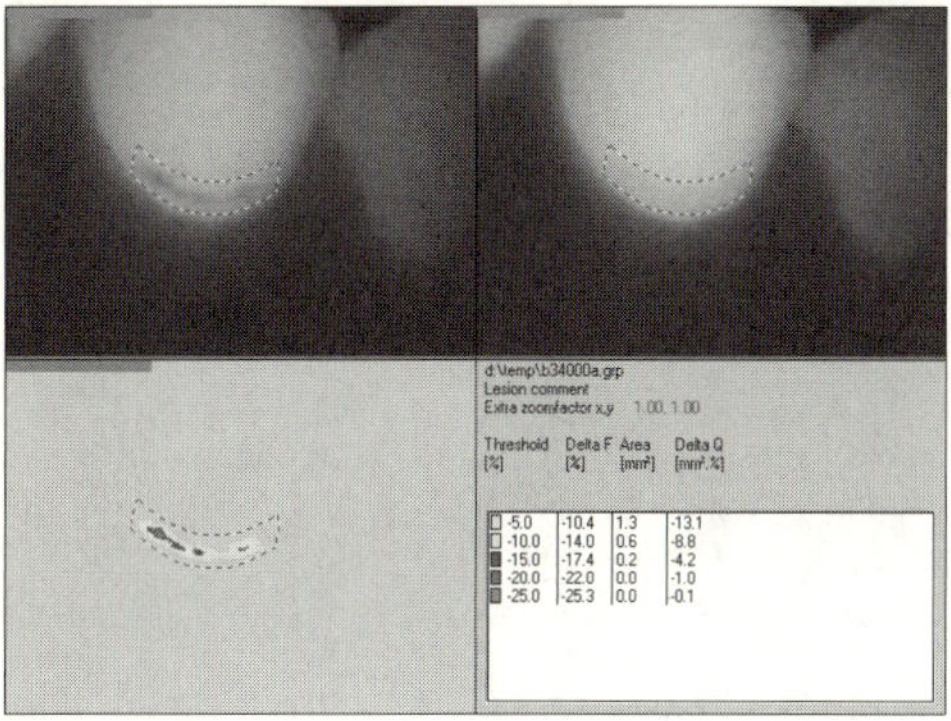

図1-10 QLF法による初期むし歯脱灰像と解析

むし歯予防は、第二次予防（進行の予防）や第三次予防（再発の予防）から、第一次予防（発生の予防）へと移りつつある。今後は、年齢の特性を踏まえた、根拠のある予防法をシステム化することが望まれる。それが確立される日も遠くはない。

4　むし歯の治療

むし歯の治療から予防へ

むし歯の治療を研究する学問分野は、歯科保存学といわれる。しかし最近では、むし歯の科学(Cariology)を導入し、根拠のある歯科医療(Evidence-Based Dentistry)につながるむし歯治療にも予防の概念を取り入れ、二次むし歯の再発予防を目指した学際領域の学問に変わりつつある。

また、むし歯を表層下脱灰の段階、すなわち初期むし歯の段階で処置し、できるだけ歯を削らないミニマル・インターベンション(Minimal Intervention)の考え方が広まりつつある。これらは、歯の萌出から喪失までの理解、疫学的事実、歯の再石灰化現象の解明、接着歯学や材料学の進歩、人々の歯科に対する需要の多様化(白い歯やきれいな歯並びの審美性やよく嚙める機能・感覚など)への歯科としての対応の結果である。

治療技術の発達

むし歯の治療は、診査・検査→診断→治療→メンテナンスという流れで行われる。診査には、視診やX線診査などがあるが、初期むし歯には前出のQLF法も用いられる。このほか、レー

むし歯はなぜ口の真ん中に感じるか？

次のような経験をしたことはないだろうか？
・横の歯（犬歯か小臼歯あたり）にむし歯ができて、穴が空いてしまった。
・痛くなかったし、忙しいので歯科医院に行くのをためらってしまった。
・そのうち舌がひっかかるようになり、しじゅう舌先で気にするようになった。
・するといつの間にか、横にあるはずの歯が、口の真ん中で巨大化したような感じになった。

これは単なる「気の持ちよう」なのだろうか？　そもそも、「気の持ちよう」とは何なのだろう？　最近の脳科学は、この疑問に答えるヒントを与えてくれる。

我々の体表面の感覚（触覚など）を司る神経細胞は、大脳の一次体性感覚野という部分に、体の構造に従って規則正しく並んでいる。したがって、この部分の神経細胞が司る体の部位をつなぐと、小人のような絵（ホムンクルス）を描くことができ、これを「体部位再現地図」という。この小人の「口」の部分には、歯の情報を扱う神経細胞もある。

体のある部分に注意を向けて感覚を集中すると、これらの神経細胞の感度が高まって、反応が強くなることがわかっている。また、体のある部分の刺激をある条件で何回も繰り返すと、その部分の再現地図が広がって、周囲の体部位の領域に侵入することもある。

むし歯は早く治療するにこしたことはない。さきほどの経験をしたとき、あなたの脳内ではこのようなことが起こっているかも知れない。でも、ご心配なく。脳の機能はとても柔軟で、問題が解決されれば、また逆の経過をたどって元に戻りますから……たぶん。

ザー装置(DIAGNOdent™など)や歯の電気抵抗値測定なども、むし歯の診査に使われる。今日では、削らないで済むむし歯か、それとも削って詰める必要があるむし歯かを、容易に判断できるようになった。

今後の課題は、ごく初期のむし歯を検出する技術の開発である。

進行したむし歯を治療する場合、従来は歯の健全な部分も削らざるを得なかった。それは、アマルガムやメタルインレーなどの修復物を維持するための形を、歯に求める必要があったからである。しかし、今や歯に接着する材料が開発され、レジン修復、グラスアイオノマーセメント修復、ポーセレンインレー修復など、健全な歯質をほとんど切削せずに治療することが可能となった。患者に優しく、二次むし歯も予防できる時代を迎えている。

5 むし歯予防のポイント

最後に、歯の健康を守るため、家庭でできるむし歯予防のポイントを示す。

一、口の中を清潔に保つ
二、フッ素入りの歯磨剤を使用する
三、規則正しい生活——ブラッシング習慣を身につける

四、正しい食生活――バランスの良い食品をよく噛んで食べる
五、定期的に歯科医院で検診を受ける

（神原正樹）

2 歯周病

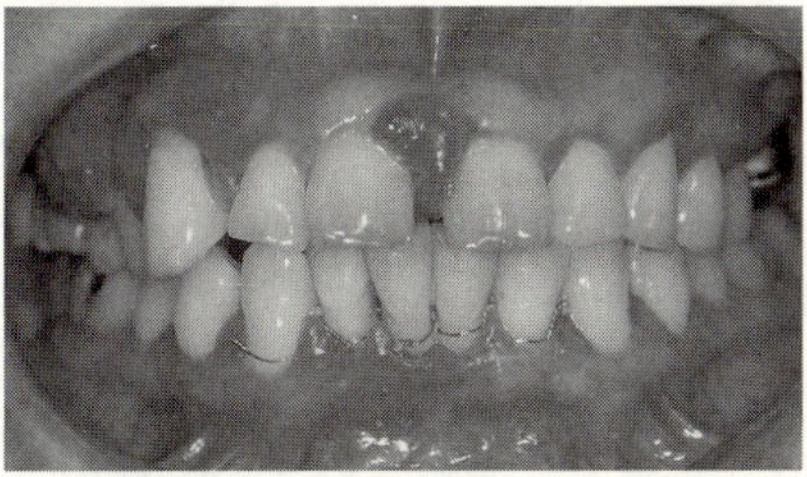

歯周炎患者：60 代女性．歯ぐきの腫れと上の前歯の歯並びの乱れがある

歯周病とはどんな病気か

歯周病とは、歯の周りにある組織（歯周組織）のいずれか、あるいはすべてに起こる病気の総称である。歯周組織は、歯肉（歯の根と骨を覆っている部分で、通称歯ぐき）、セメント質（歯の根の表面部分）、歯槽骨（歯を支えている顎の骨の一部）および歯根膜（セメント質と歯槽骨とを連結している膜で、歯周靭帯ともいう）から構成される。

歯周病は、歯肉から炎症が起こる歯肉炎や歯周炎と、歯周組織の深部（セメント質、歯槽骨、歯根膜）から非炎症性に破壊が起こる咬合性外傷とに大別される。歯肉に何らかの異常がある日本人は約七割に達し、特に働き盛りの中高年者の約八割が歯周病にかかっているといわれている。

歯周病の原因

これまで、歯周病は一度かかったら治らない不治の病といわれてきたが、二〇世紀末になってその原因がしだいに明らかになってきた。歯周病の原因を表2-1に示す。

表 2-1　歯周病の原因

1 局所的原因	2 全身的原因
1)プラーク(歯垢)	1)伝染性疾患
2)歯石(歯肉縁上・縁下)	2)代謝性疾患
3)食片圧入	①糖尿病
4)不働歯	②骨粗鬆症
5)適合不良な修復・補綴物	3)内分泌異常
6)咬合性外傷(一次性・二次性)	①甲状腺機能異常
7)ブラキシズム	②下垂体機能異常
8)喫煙	③上皮小体機能異常
9)歯列異常	④糖尿病
10)咬合異常	4)栄養障害
11)歯の形態異常	①ビタミン欠乏(A, B, C, D)
12)口腔前庭異常	②ビタミン過多(A, D)
13)小帯付着異常	③タンパク欠乏
	5)アレルギー性疾患
	6)皮膚科疾患
	7)血液疾患
	8)遺伝
	9)ストレス

歯肉炎や歯周炎は、口の中に棲んでいる細菌(口腔常在菌)によって起こる感染症であることで意見が一致している。一方、咬合性外傷は、歯を支えている歯周組織に加わる力が強過ぎる場合に起こる。

また最近では、歯周病は生活習慣病として位置づけられ、食習慣、歯磨き習慣、喫煙などと関連があるので、単に歯科医師による治療のみでは効果があがらないことも明らかにされている。患者個人の生活習慣の改善、自助努力なくして歯周治療の成功はあり得ないと言ってもよい。

歯や口は消化器官の一部として身体全体とつながっているので、全身の病気や状態の影響を少なからず受けることになる。

歯周病が口の中に限局している時は、最悪の場合でも歯が抜けるにとどまる。しかし、長期に慢性化することによって、増殖した病原性細菌が血液中に入ったり、飲み込まれて口から離れた心臓や肺などの遠隔臓器に達し、そこに病気を起こす可能性がある(第6章参照)。したがって、歯周病を予防したりコントロールすることは、単に歯や口の健康を守るのみならず、全身の健康を守ることにもつながり、人生八〇年の高齢社会を豊かで快適に過ごすために極めて重要となる。

歯肉炎

歯周組織のうち、歯肉にだけ炎症が限局して見られる場合を歯肉炎という。歯肉炎の主な原因は、ふだん口のなかにいる細菌(口腔常在菌)が作るプラーク(歯垢)である。口腔内にはいろいろな細菌が常在菌として棲みついており、とくに、歯ぐき、粘膜、舌の表面などに多く存在するが、通常は歯周病を引き起こすことはない。

しかし、歯磨きを怠ったり、砂糖がたくさん入った食べ物を頻繁にとると、細菌が増殖してプラークの量が増える。その結果、生体とのバランスが崩れて炎症が歯肉に起こる。歯肉に炎症が起こると、歯と歯肉との間の溝が深くなり、ポケット(歯肉ポケットあるいは仮性ポケット)と呼ばれる深い溝ができる。

しかし、細菌それ自体が、歯肉中に侵入して炎症を起こすというより、細菌が産生する酵素や毒素が直接歯肉に影響したり、これらの侵入を防ぐ身体の防御反応が自己破壊的に作用して、炎症が進展すると考えられている。「なんとなく歯ぐきがむず痒い」、「りんごを噛んだり歯磨きすると、血が出る」などの症状が現れる。

これらの症状は一般に軽度で、痛みを伴わないことが多いので、治療を受けずに放置してしまいがちである。この歯肉炎の段階で歯科医院を訪れ、早期に適切な歯磨き指導を受け、生活習慣の改善に努めることが大切である。そうすれば歯肉が正常な状態に戻るだけでなく、より重症の歯周炎になることを予防できる。

プラークが溜まりやすい環境、プラークを除去しにくい因子(歯石、大きなむし歯、古くなった詰め物やクラウンなど)、病状を悪化させる全身的な因子(ホルモンの変調、薬物の副作用、血液疾患など)などが複雑に絡み合って、歯肉炎が進行する。その進行は、一般に緩やかであるが、急激に進展することもある。

プラークと歯石

プラークは、口の中に棲んでいる細菌とその産生物によって作られる沈着物である。歯の表面にこびりついており、うがいや洗口では取り除けない。歯ブラシや糸ヨウジ(デンタルフロス)を正しく使うことで除去できる。
プラーク一ミリグラム中には一千万個以上の細菌が含まれており、そのうち約二五%が生きている細菌である。歯の溝や小さな穴、歯と歯の間、あるいは歯と歯肉との境目に溜まりやすく、むし歯や歯周病の一番の原因である。

歯石はプラークが石灰化したものである。歯の表面に強固に付着し、歯ブラシでも取り除けない。歯石中の細菌のほとんどは死んだ細菌で、プラークと比べると、その病原性は弱い。しかし、歯石の表面は軽石様で多数の穴が開いているので、プラークが付着しやすく、ブラッシングの妨げにもなる。また、歯石を足場にプラークが付着し、それが石灰化するという悪循環を繰り返し、しだいにその量が増してゆく。

歯周炎

歯肉炎が進行すると歯周炎になる。歯肉に起こった炎症によって、歯と歯周組織との連結(歯肉―セメント質、およびセメント質―歯根膜―歯槽骨)が破壊され、しだいに歯槽骨も吸収される。歯肉ポケットは、さらに深い溝である歯周ポケット(真性ポケット)となり、歯周病の原因となる細菌が棲みつくのに恰好の環境ができる。

病変が進行すると、歯がグラグラ揺れ始め、食べ物が嚙みにくくなる。嚙み合わせると痛みが出ることもある。腫れて膿の袋ができたり、痛みが激しくなったり、出血しやすくなり、口臭が顕著になる。重症になると、歯を抜かねばならなくなる。

歯周炎の原因も、歯肉炎と同じく口腔常在菌が作るプラークであるが、歯周炎の病気の型によって、ある種の特定の細菌(歯周病原性細菌)が関係するといわれている。これらの細菌の多くは空気を嫌う性質がある。歯周ポケット内は、それらの定着・増殖に適した環境といえる。

歯周炎は主に中年以降にかかる病気であるが、まれに若年者に歯周炎が見られることがある。思春期以前に見られるものを思春期前歯周炎という。代表的なものにパピヨン・ルフェーブル症候群があるが、この発現率は一〇〇万~四〇〇万人に一人という極めてまれな疾患で、主に遺伝によって起こると考えられている。

また、十代から二十代前半の青年期の若者に起こる若年性歯周炎は、遺伝による体質、とくに身体の防御機構に関係する白血球の機能の低下や特殊な細菌の感染によって起こる歯周炎で、特定の永久歯の歯周組織が急速に破壊されるのが特徴である。特に上下左右の前歯(切歯)および第一大臼歯を中心に病変が起こる型(限局型)と口の中全体に破壊が起こる型(広範型)がある。

働き盛りの中高年で罹患率が極めて高い(約八割)歯周炎を、成人性歯周炎という。青年期以降に病変が始まり、慢性化し、徐々に進行すると考えられている。主な原因は、空気を嫌う性質を持つ嫌気性桿菌の類であり、歯周ポケット内に生息している。

プラークによる炎症に次に述べるような噛み合わせの不具合が合併すると、歯周炎の進行が早まり、治療がさらに難しくなる。

咬合性外傷

咬合性外傷には、歯肉を除く歯周組織(セメント質、歯槽骨、歯根膜)に歯ぎしりなどによる強い力が加わって起こる外傷(一次性咬合性外傷)と、歯周炎にかかって歯の支えが弱くなった歯に生理的な噛む力が加わって起こる外傷(二次性咬合性外傷)とがある。つまり、その原因は、異常に強い力のときもあれば、生理的な力のときもある。

咬合性外傷の主な症状は、噛んだときの痛み、歯の揺れ、歯が浮いた感じなどである。歯周組織が健全であれば、噛み合わせをチェックし、高さを調整すれば治ることが多い。

しかし、歯周炎にかかっているときは歯の支え自体が弱くなっているので、単に噛み合わせを調整しただけでは治りにくい。隣の歯と連結するなどして補強しなければならない。

歯周組織が健全な場合は、異常な力が加わっても、すぐに炎症が起きたり、ポケットが深くなることはない。しかし、歯周炎で付着が壊れ、周囲の歯槽骨が吸収されている歯に異常に強い力(時には生理的な力)が加われば、歯周組織の破壊は速まる。

歯周病の診断

歯周病診断の目的を次に示す。

一、歯周病の鑑別診断
二、歯周病の開始期と進行状況の確認
三、歯周病のかかりやすさの調査
四、歯周治療に対する反応のモニター

　ポケットの有無と深さの測定、歯と歯肉や骨との付着位置がどこにあるのかを測定し、さらに咬合（嚙み合わせ）診査を行って、どの型の歯周病（歯肉炎、歯周炎および咬合性外傷）かを診断する。骨の破壊程度を見るのには、X線診査が不可欠である。必要に応じて細菌検査、血液検査、尿検査、さらに最近では遺伝子診断も行われるようにな

歯の年輪と全身状態

　全身の健康状態が歯ぐきに影響することがある。新生児の口の中には歯がないが、歯ぐきの中には「歯胚」と呼ばれる、歯の芽ができはじめている。

　歯ができるときにも生体のリズムがあるので、歯胚にはちょうど木の年輪のような模様ができる。この年輪のできかたに全身状態の変化が刻まれる。

　たとえば、子どもの頃に数日間高熱が続くような大病を患うと、体力が低下して歯の発生も阻害され、生えそろった歯が並んでみると、その時期に作られた歯の部分に沿って、一筋《すじ》の線が現れることがある。また、ある種の薬を服用すると、その期間に作られた歯の部分が着色し、同様に筋ができることがある。

　歯は歯ぐきの中で作られる。そして一度つくられて歯ぐきの外に生えてしまうと、その歯は自然に「治る」ことはない。歯ぐきは歯を作り、支える大切な器官なのである。

った。

歯周病のかかりやすさ

歯肉炎は、プラークの量が増えることによって起こるが、同じ量のプラークが付いていても、歯肉炎が起きる人と起きない人がいる。一般に、歯肉の炎症は、プラークの直接的な作用と生体の防御機構とが複雑に関連して引き起こされる。人によって歯周組織の環境や抵抗力は違うので、病気の起こり方や進行の程度には個人差がある。

歯周病の発症に不可欠な因子は細菌である。細菌の因子だけでも歯周病は起こる。これに他の危険因子(たとえば喫煙や糖尿病など)が加わると、より複雑な形で歯周病が発症して、進行する。すなわち、危険因子が多いほど歯周病になる確率が高くなり、また、治りにくくなる。

歯周治療の原則

①プラークコントロールの重要性

歯周病の主因であるプラークを取り除くこと、あるいはできるだけ少量に抑えて、歯周病が起こらないようにすることを「プラークコントロール」という。歯が生えたときから適切なプラークコントロールを行っていれば、理論的には歯周病にかからない(表2-2)。

表 2-2　歯周病の予防

一次予防：	歯周病が起こる前にその発症を防ぐこと．
二次予防：	歯周病が重症になることを防ぐことから，治療＝予防となる．
三次予防：	歯周病が回復し健康になった状態を末永く良好に維持(メンテナンス)して，再発を防止すること．

一般には、歯ブラシや歯間ブラシなどで歯肉より上に溜まるプラークを除去する。しかし、歯と歯肉との間、あるいは歯と歯の間は、一生懸命ブラッシングしても完璧にプラークを取り除くことは不可能である。

また、歯周病になってポケットができると、その中のプラークを取り除くことは困難である。このため、ポケット内のプラークはさらに増え続け、炎症が悪化し、ますますポケットが深くなる、という悪循環を繰り返す。したがって、歯周病の予防と治療という観点から、個々人に適した合理的な口腔清掃方法をマスターすることが重要である。

②歯石除去と歯周治療

歯石は歯ブラシでは取り除けないので、歯科医師あるいは歯科衛生士にスケーラーと呼ばれる器具で除去してもらったり、歯の表面を清掃してもらう必要がある。歯肉炎や軽症の歯周炎の場合は、基本的な歯周治療(口腔清掃指導、歯石除去、歯根面清掃など)によって、治ることが多い。

この間、家庭でのセルフ・ケアの励行と生活習慣の改善に努めること(たとえば、喫煙者は禁煙、糖尿病患者は運動や食事制限など)が求められる。再評価(再診査)の結果、プラークなどの危険因子が取り除かれて歯周病が改善されていれば、メンテナンスに移行する(図2-1)。

しかし、再評価の結果、深いポケットが残っていたり、プラークが十分除去されていない場合、外科手術を適用することも少なくない。また、歯周病で生じた歯槽骨の病変部の凸凹を整形したり、病変部に自分の骨や人工の骨を移植することもある。

初診
↓
診査・診断
(主訴の部位)
↓
応急処置
(主訴の部位の処置)
↓
包括的な診査・診断
(口の中全体)
↓
治療計画の提示(十分な説明と同意)
↓
歯周基本治療
(すべての歯周病が対象)
↓
再評価
↓
歯周外科治療
(一般に，中程度以上に進行した歯周病)
↓
再評価
↓
咬合治療＝補綴治療
(歯がない場合や，噛み合わせの異常があるとき)
↓
再評価
↓
メンテナンス
(すべての歯周病が対象)

図2-1　歯周治療の順序

歯周組織再生療法

従来の歯周治療では、破壊された歯と歯周組織や吸収された歯槽骨を元の正常なレベルに戻すことは不可能に近い。これまでも、自分の骨や人工骨を病変部に移植して歯周組織を再生させることが試みられてきた。

しかし、二〇世紀の終わりに、歯周外科治療の際に特殊な膜を使用して歯周組織の再生をはかる方法（歯周組織再生誘導法）が確立され、臨床で現在、応用されている。ただし、高度の技術を要することから、一般開業医での導入が制約されることも多い。歯周組織再生誘導法による治療を希望する場合には、この技法を習得した歯科医師のいる歯科医院や病院歯科、あるいは歯科大学附属病院に問い合わせてみるとよい。

最近、スウェーデン産の食用ブタの歯胚（歯になるもと）から抽出した、エナメルマトリックスデリバティブというある種のタンパク質を用いて、破壊された歯周組織を再生させようとする技法が臨床で行われ、成果をあげている。しかし、この技法は臨床応用されてからまだ日が浅いこと、異種タンパクを用いることから、不安感を持つ患者も少なくない。この治療を希望する場合は、やはり十分な説明を受けるべきである。

歯周病が進行している場合、歯の支えが弱くなってしまった歯どうしを連結する場合がある。また、やむを得ず歯を抜くこともある。不幸にして抜歯に至ってしまった場合は、固定式あるいは取りはずし式の部分入れ歯を入れることになる。厄介なことに、この部分入れ歯にもプラークが付いて増殖するので、自分の歯と同様に、十分なプラークコントロールが必要となる。

また前述のとおり、噛み合わせの不具合から咬合性外傷が起こり、これが炎症と合併すると歯周病の進行はさらに早まる。歯周炎と咬合性外傷とは同時に起こることが多いので、歯磨きによるプラークコントロールで炎症を除き、さらに噛み合わせを調整して特定の歯に異常な力が加わらないようにすることが基本である。すなわち、歯科医院で噛み合わせを精査し、特定の歯のみが当たらないように歯を少し削って調整し、バランスをとってもらう必要がある。

さらに、歯並びが悪かったり、噛み合わせの不具合が大きい場合は、歯科矯正治療が適用されることもある。最近では、審美性の改善ばかりでなく、歯周治療の一環として、またクラウン(冠)や固定装置を入れる前準備として、歯周病患者に歯科矯正治療を行う機会が増えている。

まとめ

理想的な治療の原則は、原因を取り除くことである。歯周病の治療原則も、主な原因であるプラークを除去することを基盤としている。しかし、プラークの量を減らすことはできても、それを完全に除去することは不可能に近い。また、噛み合わせの不具合や全身に関係する要因をゼロにすることはきわめて困難である。

また、歯科医院でプラークや歯石などを一時的に除去しても、自らがプラークを再び溜めないようにする努力、すなわち家庭での口腔清掃の励行や、食生活や喫煙などの生活習慣の改善なくしては、歯周病に対する治療効果は期待できない。今や人生八〇年の高齢社会である。患者と歯科医師との相互理解と協力のもと、歯周病管理が長期間にわたって行われて、初めてその再発や初発を予防することが可能となる。

超高齢化社会を迎えるに当たり、口の健康と丈夫で美しい歯を生涯保ち、快適で豊かな生活を送るためには、むし歯や歯周病を予防しなければならない。そのためには食習慣や生活習慣を見直し、それが不適切な場合には改善する必要がある。また歯周病は、患者自身の努力だけでは十分な管理が難しいので、かかりつけの歯科医師のもとで、定期的に診査を受けることを勧めたい。

（伊藤公一）

〈参考文献〉
伊藤公一他編『歯と口の健康百科──家族みんなの健康のために』医歯薬出版、一九九八年

3　入れ歯と噛むことの大切さ

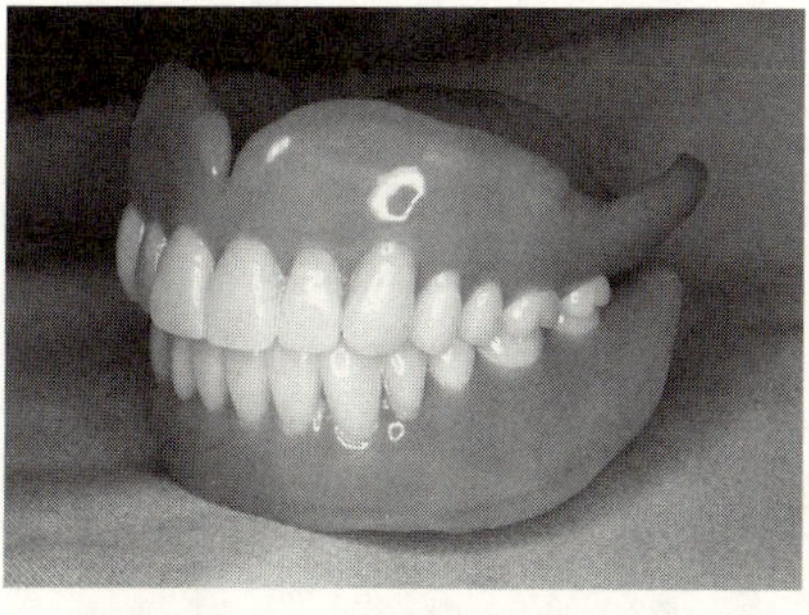

よく噛める入れ歯は，脳の機能や身体の
平衡機能を向上させる

1　噛むことはなぜ重要か

食べられればそれでよかった入れ歯が、昨今では、脳の機能、身体のバランス、さらには生活のリズムにつながると考えられている。入れ歯を入れたらぼけが防げる、身体活動が向上するという研究が進んでいる。高齢者のＱＯＬ(生活の質)の向上を援助するという面から、これまで地味な役回りを演じてきた入れ歯が、脚光を浴びることになるのもそう遠いことではないように思われる。

咀嚼と痴呆の関係

名古屋大学の上田教授らは、咀嚼《そしゃく》と痴呆との関係について、入院中の痴呆症患者七五名(アルツハイマー病三六名、平均年齢七九・三歳。脳血管性痴呆症三九名、平均年齢七九・五歳)と老人ホームに入所している健康な高齢者七八名(平均年齢七七・九歳)をサンプルとして、残っている歯の数と脳の萎縮程度、入れ歯の使用状況を調べた。

なお痴呆とは、脳内の器質的病変によって、知能が低下することであるが、原因不明の大脳皮質の広範な変性によるものとされるアルツハイマー型痴呆と、脳血管障害などの器質的脳病変により痴呆症状を呈する脳血管性痴呆がある。

　調査の結果、残っている歯の平均は、健康な高齢者で九本、脳血管性痴呆症患者で五・九本、アルツハイマー病患者で三・一本と、アルツハイマー病の高齢者が多くの歯を喪失していた。また、残っている歯の数が増えるにつれてアルツハイマー病の発症のリスクは減少した。さらに、頭部のCT（コンピュータ断層撮影）画像によると、アルツハイマー病患者では残っている歯の数が少ないほど脳の萎縮が進んでいることがわかった。入れ歯を使用している人の数は、健康な高齢者が痴呆患者の約二倍と多かった。

　痴呆になって、歯の手入れが悪くなり歯が喪失したのか、それとも残っている歯が少ないことが痴呆発症の要因となったのかの判定は難しいが、歯の喪失がアルツハイマー病の原因のひとつになっていると研究グループでは見ている。

　岩手医科大学の田中教授らは、歯の喪失と脳機能との関係を動物実験で調べた。生後三〇週齢のマウスを、上の奥歯を抜いたグループ、下の奥歯を抜いたグループ、上下の奥歯を抜いたグループ、および抜歯しないグループに分け、学習記憶能力を調べた。放射状に設置した八本からなる迷路の先端に餌を置いて、抜歯後一週目、七週目、二〇週目の行動を観察した。一度入った餌置き場に再び入ることなく、効率よく餌を取ることを学習させる実験である。

咀嚼と脳血流

その結果、歯を抜いていないグループでは、試行回数を増すにつれて餌をすべて取り終えるのに要する時間が短縮し、一度入った餌置き場に再び入るなど間違える回数も減少した。一方、歯を抜いたグループでは、試行回数が増えても、餌を間違えずに取りに行くことがなかなかできず、学習記憶能力の低下が認められた。七週目(三七週齢)での間違えた回数は、歯を抜いていないグループと比較して、上の奥歯を抜いたグループで約一〇倍、下の奥歯を抜いたグループで約二・五倍、上下の奥歯を抜いたグループで約六倍と多く、試行回数を増やしても間違えた回数は多いまま横ばい状態を示した。二〇週目でも同様の傾向が見られた。

同研究グループは、迷路実験終了後に脳細胞の変性について病理組織学的な検討を加えているが、脳の記憶や情報伝達をつかさどる海馬錐体神経細胞が、歯を抜いたグループでは抜歯しないグループと比べて著しく減少していた。

長期間にわたる歯の喪失が、学習記憶能力を低下させ、脳細胞に変性を起こさせた事実から、研究グループでは歯の喪失が脳の活性に大きな影響を及ぼすと判断している。歯の喪失が痴呆発症にどのような機構で関与しているかは不明であるが、歯を失い、咀嚼が十分に行えないと、脳が活性化されず、痴呆の発症にも影響を及ぼすことがうかがわれる。

噛むという行為によって脳が活性化されていることが、血流検査によって確かめられている。脳の血流検査は、東京大学医学部、東京都老人総合研究所、東京医科歯科大学などが協力して実施された。一八歳から四〇歳までの一二名(男五名、女七名)にガムを噛んでもらい、ポジトロン断層撮影(PET)装置を使って脳の血流がどのように変化するかを調べた。

PETは、陽電子を放出する放射性同位元素で標識された薬剤を静脈注射し、その臓器内分布を断層画像にする検査法で、ある行為が行われると、それによって脳のどの部分の血流量が増加したかがわかる。局所脳血流の増加は、局所脳細胞の活動を反映するので、脳のどの部分が活発化されたかがわかる。

投与された薬剤が行き渡ったところでPETカメラで撮影する。脳が活性化すると、炭酸ガス分圧が高まり、酸素が取り込まれ脳血流が増える。PETで酸素を検出すれば、脳血流を測定できる仕組みである。さらに、解剖学的部位の同定を行うために磁気共鳴画像(MRI)を撮影し、脳のどの部位の血流がどれだけ増加したかが検討された。

安静時、ガム咀嚼時、咀嚼後一五分、咀嚼後三〇分の計四回、局所脳血流分布が測定された。その結果、咀嚼中は大脳の一次運動感覚領下部で二五〜二八%、弁蓋部、島、補足運動野で九〜一七%、小脳などで八〜一一%も血流量の増加がみられた。しかし、咀嚼をやめると血流量は急速に減少した(図3-1)。

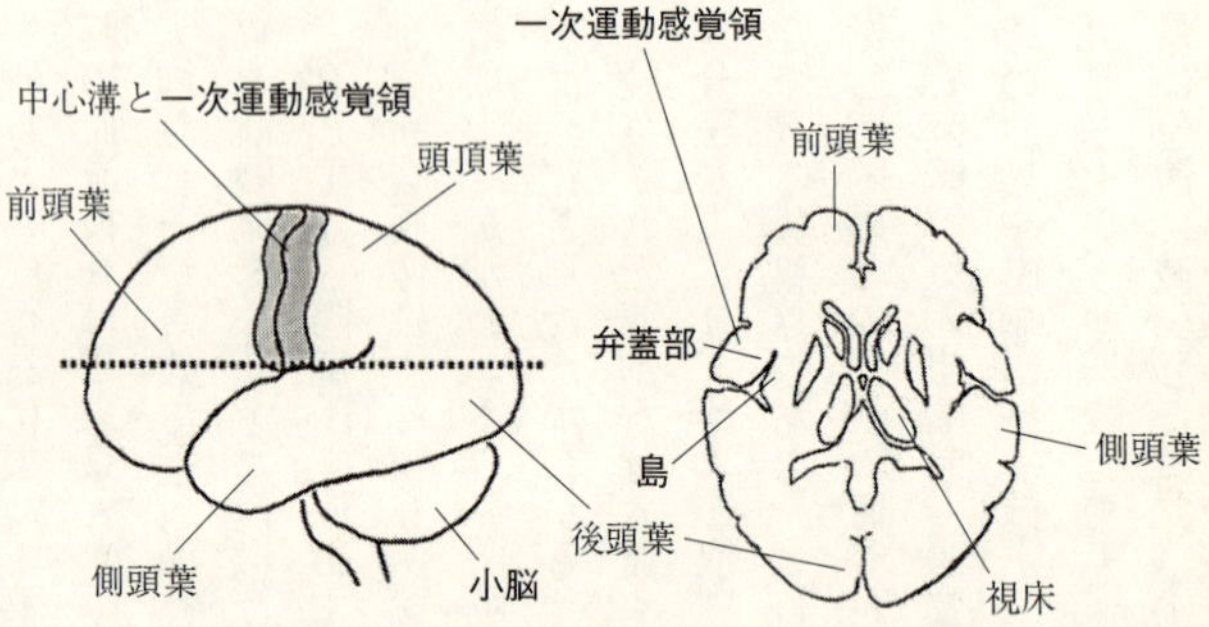

図 3-1　咀嚼によって活性化された脳の領域(千田)

一次運動感覚領下部から弁蓋部、島にかけては、顔面、顎、口腔、咽頭の運動と感覚を支配している部位といわれている。咀嚼中、脳のこれらの部分の血流量が増加し、咀嚼を止めると血流量が元に戻ることがこれらの実験からわかった。

以上のように、咀嚼しているとき、脳の広い領域が活性化されることが確かめられ、噛むという行為によって、脳が刺激されることが示唆された。歯がなくなったら入れ歯を入れて、とにかくよく噛むことがぼけの予防につながるとこの研究グループでは考察している。

咀嚼と全身活動

咀嚼が脳の活性化に大きな影響を与えることがわかってきた。歯が抜けてしまったら、咀嚼機能の回復は入れ歯でということになるが、入れ歯の場合、歯の喪失によって失われた噛み合わせの高さ、顎の水平的な位置関係をいかに正しく戻すかが重要で、これが身体の平衡機能にまで影響を与えるようである。

たとえば、新しい入れ歯で噛み合わせが正しく修復された患者さんのなかには、身体バランスが回復したためか、今まで手放せなかった杖や膝のサポーターがいらなくなったり、歩行の状態までもが改善される人がいて、驚かされることがある。

身体のバランスをコントロールする平衡機能の低下は、とくに高齢者の日常生活に大きな影響を及ぼす。姿勢のコントロールができなくなると転倒しやすくなり、これが骨折、そして寝たきりへとつながり、高齢者の生活の質が著しく損なわれることになるからである。

平衡感覚の評価には、一般に、直立しているときの身体のゆらぎ（動揺）を重心動揺計で計測する方法が用いられる。重心動揺計は、耳鼻咽喉科などで平衡機能障害の診断、治療効果の判定に使用されているものである。

東京医科歯科大学の早川研究室で、総入れ歯を使用している八名（平均年齢六九・四歳）について、入れ歯を入れている時とはずしている時の身体のゆらぎの違いを調べた。その結果、入れ歯をはずすと身体の動揺が二〜二一％も大きくなり、姿勢の制御能力が低下することがわかった。このことから入れ歯を入れて噛み合わせの高さを適切に保つことが、身体平衡の回復に有用であることが示唆された。

さらに、日常の生活動作を反映する動的な状態での身体バランスを評価するために、日常生活の基本である歩行動作に注目し、嚙み合わせとの関係について調べた。

歩行リズム測定器と速度測定器を用いて、歩行の測定を行った。歩行動作を自然な状態で記録するために、計測時に被験者が拘束されない無線方式の歩行リズム測定器を試作した。靴の踵《かかと》に取り付けたマイクロ・スイッチで、足の接地状況を送受信することができる。その結果、入れ歯を入れた時は入れていない時と比べて、歩行周期が一〜四％短縮し、歩行リズムが安定し、歩行速度が三〜一六％速くなり、歩幅が二〜一一％広がった。

歩行動作は、直立している状態に比べて不安定であり、重心バランスの喪失と回復の繰り返しと捉えることができる。片足を振り出している間に身体の重心移動をコントロールし、片足立ちをバランスよく保てれば、歩行はリズミカルに行われる。歩行リズムが安定したことは、入れ歯によって顎の位置が適切に保たれ、身体バランスが向上したことを示唆している。

歩幅の増加も、平衡機能の向上を示すものと考えられる。平衡感覚が悪ければ、身体の重心が移動する量を極力小さくして身体バランスを保つため、歩幅を狭めなければならない。歩幅が広がり、より遠くの場所に次のステップが踏み出せるようになったことは、不安定な片足立ちの状態での身体バランスの安定性が向上したと考えられる。

歩行周期の短縮、つまり一歩一歩が速くなったことは、身体バランスの向上によって、振り出されるステップの速度が速くなったことを意味している。なお、高齢者は意識的に歩行速度の調節を行う場合、歩行周期を変化させて対応するとされており、歩行周期は歩幅に比べて調節しやすいようである。したがって、歩行周期の短縮の原因としては、入れ歯による身体バランスの向上だけではなく、入れ歯を入れた安心感など心理的な影響も考えられるかもしれない。

高齢者の活動レベルを反映するといわれている歩行速度にも変化がみられた。戸外での活動に制限のない人は、活動に制限のある人や家から出られない人に比べて、歩行速度が速いという報告がある。歩行速度が速くなったことは、高齢者の生活の活性化につながるものと考えられる。

さらに、総入れ歯の具合が悪いため新しく入れ歯を作った患者九名(平均年齢七三・九歳)について、新旧義歯を入れた時の身体の動揺、歩行の状態を調べた。新しい入れ歯を入れたところ、歩行運動の向上と身体の動揺の減少が観察され、良い入れ歯を入れることによって、身体のバランスが改善される可能性が示された。

ところで、老化により姿勢制御能力が低下すると、身体バランスの保持に障害が出ると思われるが、これは高齢者の日常生活に少なからず影響を及ぼす。姿勢制御が不可能になると転倒してしまうが、転倒は高齢者の障害や死亡の重要な原因となっている。七五歳以上の高齢者では不慮の事故による死因の三分の二以上が転倒によるものであり、その転倒の半分以上は歩行中に起こるとの報告がある。良い入れ歯を入れることにより、歯があるときの身体バランスを取り戻し、転倒の危険を少しでも減少させたい。

噛み合わせが身体の平衡機能にどのようなメカニズムで関与しているかはまだ解明されていない。これまでのところ、入れ歯をはずしていて顎が不安定であったり、噛み合わせが狂っていると、顎にズレが起こり、このズレが顎を動かしている筋肉、さらには、身体の姿勢を保つ筋肉にまで影響を及ぼし身体のバランスが崩れやすくなると推測されている。

咀嚼と高齢者の生活の質（QOL）

歯が抜けていたり、入れ歯を入れていてもその具合が悪いと、おいしくものが食べられず、毎日が文字どおり味気ないものになってしまう。高齢者の生きがいという観点からすると、「食べること」は「見ること」と並んで大切な意義をもち、生活の質の向上を考えるとき、欠くことのできないものである。食べたいものが食べられ、十分に咀嚼できることは、身体の健康のために良いばかりでなく、精神的な老化を防ぐ意味で重要である。

たとえば、うまく噛めないため、食べるのが遅かったり、家族の中で一人だけ別のメニューになったりすると、一家団らんに加われない。また、食べ物の種類や調理の方法が限られると、家族や友人との外食もできなくなり、旅行を取りやめたり、行動範囲が狭くなったり、と生活全体が消極的になってしまう。

さまざまな動物の歯

最近は良い入れ歯を作る技術がどんどん進歩しているが、自分の歯とまったく同じものができるまでには、まだもう少し時間がかかりそうだ。歯を失うと、つくづく「顎から生えている自分の歯」のありがたみが身にしみる。

世の中には、歯がどんどん生える動物たちがいて羨ましく思うことがある。たとえば、ネズミの前歯が生え続けるのは良く知られているが、彼らも奥歯はヒトの奥歯と同じで、むし歯でそれを失うこともある。その点、モルモットは奥歯も生え続ける。そのかわり、常にモグモグ食べ続けて歯をすり減らさないといけないので、それはそれで結構大変かもしれない。モルモットは、生まれた時からこの「永久歯」が生えていて、生まれるとすぐに食べ始める。乳歯も生えるのだが、何とお母さんの子宮の中で抜け替わって、出産と同時に排出される。

生え続けるのではなく、どんどん生え替わる歯もある。あの「ジョーズ(顎)」のサメの歯がそうだ。噛みついて抜けても、次から次からベルトコンベアーのように生えて、後ろから押し出されてくる。ただし、これはヒトの歯とはまったく違い、皮膚の表面が硬く変形して尖ったものである。ちょうど、サメの唇や歯ぐきが、究極の「鮫肌」化したようなものだ。しかし、「噛む機能」としては、人の歯よりもはるかに強力かもしれない。

エビやカニの大顎はもっとかわっている。この口をモデルにした、映画「エイリアン」の口などは、ホラーそのものだ。しかしこの顎は、肢の変形したものである。ヒトなどの哺乳類の顎は、魚のエラの変化した器官である。所変われば品変わる。食物を摂取するための入り口である口や歯にも、ずいぶんいろいろなものがあるのだ。

長崎大学の新庄教授らは、兵庫県の老人クラブで高齢者の生活と健康状態についての調査を行っている。歯も入れ歯もない人の六割は、軟らかい物または流動食だけをとっていたが、歯がなくても入れ歯を入れた人では九割までが家族と同じ食事をすると答えている。また、歯も入れ歯もない人で一人でどこへでも出かけられると答えたのは三五%しかいなかったが、入れ歯を使用している人では、六〇~七〇%もいた。

2 入れ歯とのつきあいかた

もともとの自分の歯を天然歯、それに対して入れ歯の歯は人工歯と呼ぶ。入れ歯と上手につきあうためには、まず両者の違いをよく知ることが大切である。さらに、入れたときはぴったり合っていたのにどうしてゆるんでしまうのか、それを最小限にとどめるにはどうすればよいか、などを理解すれば、入れ歯を快適に使用し、入れ歯の寿命を延ばすことも可能である。

人工歯と天然歯の違い

天然歯は、一本ずつ歯槽骨と呼ばれる歯ぐきの骨の中で、歯根膜という線維で根の周囲をしっかりと支えられている。天然歯で嚙みしめる力は、前歯で一五キログラム、奥歯で自分の体重ぐらいは出る。ものを食べているときは、それほど大きくはないが、かなりの力がかかっている。しかし、根を覆っている歯根膜の表面積は大変広く、すべての歯を合計すると、手のひらの三分の二くらいあるので、単位面積当たりで受ける力は小さなものとなる。

咀嚼の際、かなりの力が入れ歯にもかかるが、歯根膜がないので、これを入れ歯の下の歯ぐきで受けることになる。ところが、入れ歯を支える歯ぐきの面積は歯根膜の面積の総和の半分くらいしかない。したがって、天然歯と同じ大きさの歯を入れ歯に使ったりすると、歯ぐきに力がかかりすぎて痛くてものが食べられなくなる。そこで入れ歯では、歯ぐきの負担を少なくするために、小さめの人工歯が使われる。入れ歯になると、噛みしめる力も天然歯のときの四分の一から八分の一になる。ものを小さくかみ砕く能力も、三分の一から六分の一に減ってしまう。

とくに総入れ歯は支える歯もなく、歯ぐきに乗っているだけなので、大きなものを一口でがぶっとかじったりすると、はずれやすいし、不均一に負担がかかり、歯ぐきが短期間で痩せてしまうことにもなる。

入れ歯の手入れ

入れ歯はつねに清潔にしておかないと、入れ歯特有の悪臭を放つばかりでなく、汚れの刺激が粘膜に炎症を起こす原因になる。毎食後、入れ歯をはずして食べかすを洗い流す。部分入れ歯の場合は、バネなどの影響で、残っている歯は汚れやすくなっているので、注意深く清掃を行い、残っている歯の健康維持にも心を配るべきである。

入れ歯のピンク色の部分は、メチルメタクリレートというプラスチックでできている。このプラスチックは水を吸う性質があるので、口の中の唾液や汚れを吸ってしまうため、洗うだけでは不十分で、義歯洗浄剤が必要となる。義歯洗浄剤を溶かした水に、はずした入れ歯を浸しておけば、入れ歯にしみこんだ細菌が取り除かれ、臭いも薄れ清潔になる。週に一、二度は義歯洗浄剤を使用したい。

歯ぐきの休養

入れ歯の下の歯ぐきを覆っている粘膜は、入れ歯で常に圧迫されている。そこには栄養などを運ぶ毛細血管があるので、圧迫され続けると血行が悪くなり、栄養も来なくなるので痩せてしまう。歯ぐきの状態を良好に保つには、一日に一回は休養させることが必要である。夜は入れ歯をはずして寝るとよい。どうしても入れ歯をはずしたくない人でも、せめて入浴中ははずしたい。

定期検診

最初はぴったり合っている入れ歯でも、やがてはゆるんではずれやすくなってしまう。これは入れ歯が乗っている歯ぐきが、いつも大きな噛む力を支えていることからくる疲れや老化の影響で、だんだん痩せてくるためで、残念ながら入れ歯の宿命である。合わなくなった入れ歯を無理して使い続けると、ガタガタ動く入れ歯は、ちょうど波が岩を浸食するように、噛むたびに歯ぐきをどんどん削って、ひどいときには歯ぐきの土手がなくなってしまう。こうなると、はずれにくい入れ歯をつくるのは難しい。

ゆるい状態がひどくならないうちなら、裏打ちといって、入れ歯の内側に入れ歯と同じ材料を貼るだけで、ぴったり合った入れ歯に修正できる。また、使っているうちに人工歯もすり減ってくるので、入れ歯の噛み合わせにも狂いが生じる。これも早いうちなら、すり減った人工歯を元の状態に盛り上げることができる。

たえずこのような手入れを行えば、同じ入れ歯を長い間使えるし、歯ぐきが痩せるのを最小限にくいとめることもできる。合わなくなってきたときに歯科医院に行くといっても、使っている入れ歯が、どんな状態にあるかの判断は難しいので、少なくとも一年に一度は定期検診を受けることを勧めたい。

現在、早川研究室ではガム会社と共同で入れ歯用ガムとして、色変わりガムの開発を進めている。このガムは、入れ歯に粘り付かず、よく嚙めていると色が黄緑、白、ピンク、赤と変化していく。よく嚙めないと、赤色に到着しないで途中の色で変化が止まってしまうので、自分の入れ歯の状態が一目でわかる。一般には、歯科医院へ行くタイミングをつかむことがなかなか難しいが、その目安になる。

新しい入れ歯のトレーニング法

いくらぴったり合う良い入れ歯を作ったからといっても、はじめから硬い物をバリバリと嚙むことは禁物である。新しい靴を買って、すぐに走れば足にマメができるのと同じで、たちまち歯ぐきが傷ついて「痛くて嚙めない入れ歯」になってしまう。

はじめの一週間くらいは、軟らかいものを食べて歯ぐきの地ならしをする。そして、当たるところを少しずつ調整していく。二週間目から普通のもの、それからだんだん硬いものというように、順番に慣らしてゆく。

入れ歯安定剤

入れ歯安定剤として市販されているものは、その成分、効用から、粘着性の高い材料を成分とした、クリーム、粉末、テープ状の粘着剤、クッションのあるゴム状の密着剤とに分けられる。前者は入れ歯と歯ぐきに粘着することによって、後者は入れ歯と歯ぐきの間に生じた隙間を埋めて密着させることによって入れ歯を安定させている。

しかし、入れ歯が合っていないからという理由で、安易に入れ歯安定剤を使用することは誤りである。たとえば、まったく合わない入れ歯で、入れ歯と歯ぐきとがどんなに離れていても、クッションタイプのものを使えば、そのパン生地のような材質で隙間をふさぐことができる。確かに、隙間がなくなるので入れ歯は落ちなくなるが、使用者自身で過不足なく裏打ちすることは難しいため、入れ歯が傾いてしまい、噛み合わせを狂わせてしまう。噛み合わせが狂ったままで噛めば、歯ぐきが大きなダメージを受ける。合っていない入れ歯を、安定剤で使い続けることは、かえって口の中の状態を悪化させてしまうことになる。

入れ歯は合っているが、歯ぐきが平らだったり、唾液が少なかったり、舌の筋肉のコントロールができない人には、義歯安定剤が入れ歯治療の補助材として役に立つ。このとき使用するのは、クリームまたは粉タイプのものがよい。これらの粘着剤は薄く延びるので、入れ歯が正しい位置に戻り、噛み合わせを狂わせることもない。しかし、この材料は歯ぐきへの粘着力が大きいので取り除くのが難しい。十分に剝がせないまま繰り返し使うと、安定剤の中に汚れが挟み込まれ、口の中が不潔になる。ていねいにティッシュペーパーなどで拭い取ることが必須である。

いずれにしても、入れ歯が合わなくなったら、まず歯科医師の診察を受け、安定剤が必要となれば、歯科医師の適切な指示に従って正しく使用することが大切である。

（早川　巖）

4　歯並びと噛み合わせ

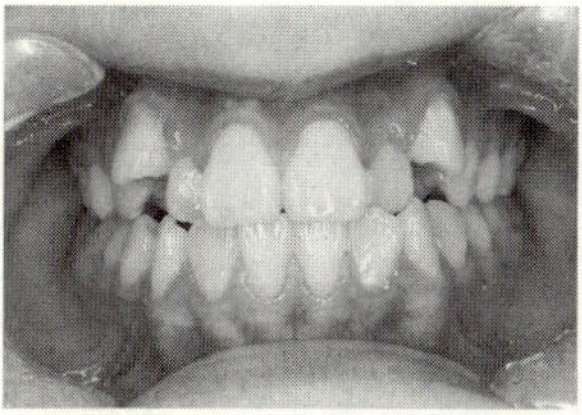

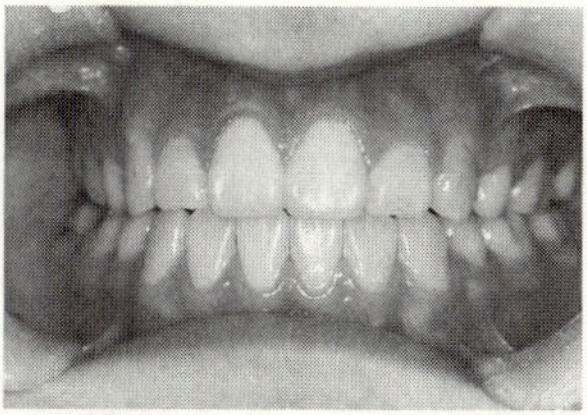

矯正治療前の歯並び(左)と治療後の歯並び(右)
(写真提供：新潟大学星隆夫氏)

1　矯正治療はなぜ必要か

正常咬合(正しい嚙み合わせ)

上下の歯を嚙み合わせた時に、上下歯の咬合面(食べ物を嚙む時に使う面)が最大面積で接している状態を中心咬合といい、この時の下顎の位置を中心咬合位という。中心咬合位は咬頭嵌合位(上下の歯がよく嚙み合っている状態)ともいわれる。

正常咬合とは、中心咬合が解剖学的に正常とみなされる場合であり、詳細について次に述べる。こうした歯と歯の関係に、咀嚼時の下顎の正常な動きが加わって、真の意味での正常咬合という。

正常咬合の解剖学

正常咬合の条件とは、次のようなものである。

一、口腔内のほとんどの部位において、上顎の一歯に対して下顎の二歯が嚙み合っている。あるいは、上顎の二歯に対して下顎の一歯が嚙み合っている。具体的には、上顎犬歯の尖頭は下顎犬歯と第一小臼歯が接触している鼓形空隙（歯間に埋まっている歯と歯の間の隙間）に位置しており、下顎犬歯の尖頭は上顎犬歯と側切歯（中切歯の隣）が接触している鼓形空隙に位置している（図4－1参照）。

二、上顎切歯の切縁が下顎切歯の歯冠の四分の一を覆っている。上顎小臼歯と大臼歯の咬頭（臼歯の噛む面の高い部分。図4－2参照）は、下顎小臼歯と大臼歯の咬頭を覆っている。

三、歯の形態に応じて特有な接触関係を有している。たとえば、上顎歯の咬頭頂（臼歯の噛む面の最も高い部分。図4－2参照）と下顎歯の窩、上顎歯の隆線と下顎歯の鼓形空隙・溝などとの接触。

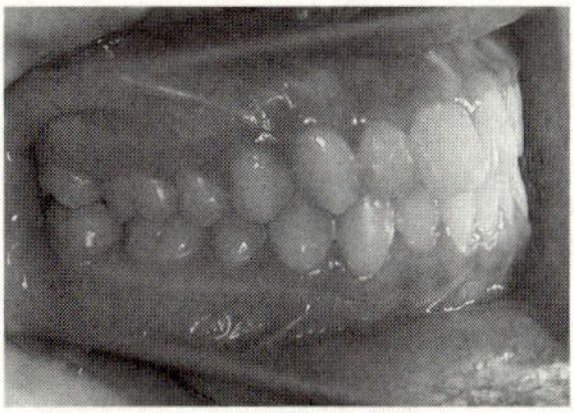

図 4-1　正常咬合（写真提供：新潟大学斉藤功氏）

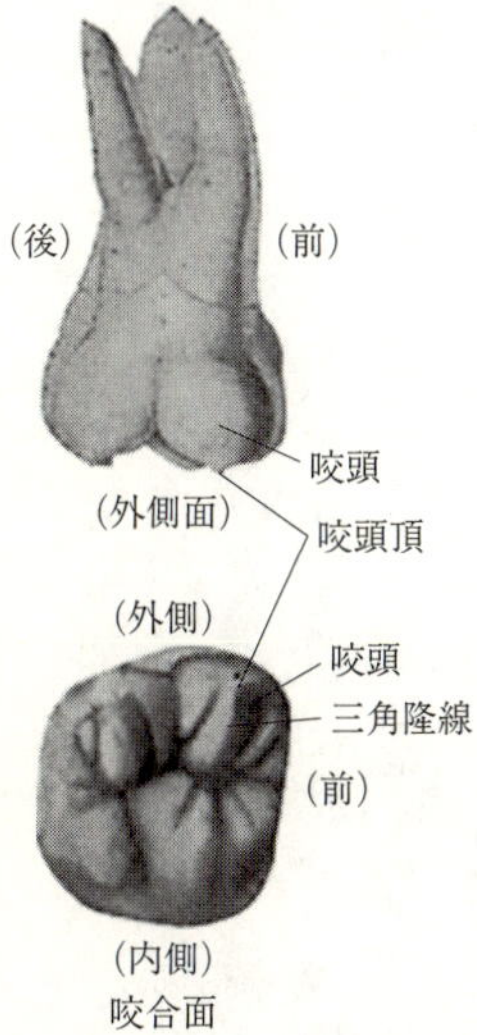

図 4-2　右上第一大臼歯の咬合面の名称

咬合異常（不正咬合）

ヒトの成長発育の過程を通じて、口腔内においては、二歳前後での乳歯列の完成、六～一二歳頃の乳歯から永久歯への交換から一五歳前後での永久歯列の完成へと続き、咬合が確立され、口腔内の諸機能が獲得されていく。ところが、こうした過程に対して、遺伝性、家族性、先天性の要因、環境的あるいは機能的要因、なかには母指吸引癖（指しゃぶり）のような習癖が加えられ、これらが障害となって種々の変異を起こして咬合の異常を生じることになる。

咬合の異常は、軽度のものから重度のものへと、具体的には、個々の歯の位置異常、歯列弓（後出）形態の異常、上下歯列弓関係の異常に分類・診断される。

個々の歯の位置異常

近心・遠心・唇（頬）側・舌側転位、捻転、近心・遠心・唇（頬）側・舌側傾斜、高・低位、移転（図４-３）などがあり、それらを総称して叢生《そうせい》という。一般的には乱杭歯《らんぐいば》といわれている。ちなみに、いわゆる八重歯《やえば》は専門的には犬歯低位唇側転位という。

歯列弓形態、上下歯列弓関係の異常

口のなかで中切歯、側切歯、犬歯、第一小臼歯、第二小臼歯、第一大臼歯、第二大臼歯と連なる放物線状の歯並びを歯列弓という。

歯列弓形態の異常には、狭窄歯列弓（上顎歯列弓の幅が極端に狭くなっているために前歯は前突しており、V字型の歯列弓となっている）、空隙歯列弓（歯と歯の間に隙間のある歯列弓）、叢生歯列弓（歯と歯が重なり合っている、乱杭歯の状態）などがある。

また、上下歯列弓関係の異常には、次のようなものがある。

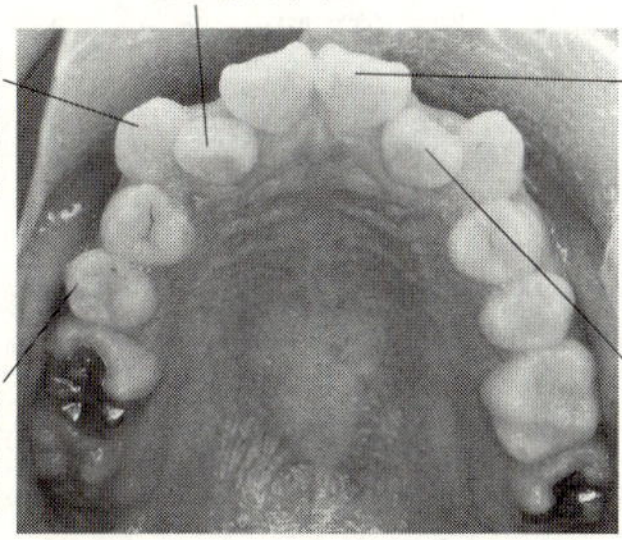

図4-3　個々の歯の位置異常（写真提供：新潟大学星隆夫氏）

上顎前突　上顎前歯が前に出ているか、下顎が後退している、出っ歯。

下顎前突　下顎前歯が前に出ているか、上顎前歯が後退しているか、下顎が前に出ている、反対咬合、受け口。

上下顎前突　上下顎の歯がともに前に出ている。

過蓋咬合　前方から下顎前歯が見えない状態。噛み合わせが深すぎて下顎切歯切縁が上顎舌側歯肉に噛み込んでいることもある。

開咬　臼歯が噛んでいるのに前歯が開いていて噛んでい

ない。

交叉咬合　上顎切歯の切縁と下顎切歯の歯冠の被蓋、あるいは上顎小臼歯・大臼歯の咬頭と下顎小臼歯・大臼歯との被蓋が逆である。

咬合異常による障害

咬合異常によってもたらされる障害としては、次のようなものがある。咬合異常を矯正治療する目的は、こうした障害を除去し、予防することであり、矯正治療の意義は大きい。

①摂食機能障害　歯並びの乱れ、特に上顎前歯が出ていたり、叢生があると、その上にある上下口唇の機能にも異常が見られ、口を閉じにくい、食べ物がとりにくい、前歯で嚙み切れないなど、摂食機能が損われる。こうした障害は自覚されていることが多い。

②咀嚼機能障害　咬合異常により上下歯の咬合面の最大面積での接触が低下していると、咀嚼障害が起こり咀嚼能率が低下する。食事の時間が長い、硬い食べ物が嫌いで軟らかいものを好む、などはこの障害の兆候である。ただし、咀嚼機能障害には気づいていない場合もある。本人は、子どもの頃、乳歯から永久歯に交換した時から、この嚙み合わせであり、それ以外の嚙み合わせを知らないので、治療の必要を感じていないことも多い。ただし、

指摘すれば理解できる。

③発音障害　前歯の配列が乱れていたり、開咬によって舌が突出していると、歯音「サ」行、歯茎音「タ」行、両唇音「パ、バ」行などを正しく発音することができない。発音障害についても気づいていない場合が多い。子どもの頃の発音の学習過程を考えると、本人が咬合異常に合わせることによって発音を学習していれば、発音障害の自覚は少ない。ただし、現在の社会生活、職場などでのコミュニケーションを考えると、発音障害はマイナスとなりうる。

④顎発育のゆがみ　片側咀嚼、いつも顔の片側を下にするような寝癖、頰づえなど、長期にわたる習癖によって顎の左右均等な成長が阻害されることによって生じる。

⑤むし歯　歯の配列が異常で歯が重なっていると、ブラッシング時に清掃されない部位が生じることによってむし歯が発生しやすくなる。

⑥歯周疾患　口腔清掃が十分に行われにくい部位では、プラークや歯石が沈着しやすく歯周疾患の誘因となりうる。上顎前突では、上顎切歯の突出により閉口が困難となり、歯肉が乾燥し炎症を起こしやすい。過蓋咬合では、下顎切歯切縁が上顎舌側歯肉に嚙み込んでいる状態が続き、この部位に炎症が生じることが多い。隣の歯との接触関係に異常があると、歯肉の炎症や歯槽骨吸収を起こしやすい。

⑦顎関節症　咬合の異常に、顎関節雑音、顎関節部疼痛、開口障害などの顎関節症を併発していることがある。

⑧外傷　上顎切歯が前突している場合には、衝突などによる外傷を受けやすく、歯冠破折、歯の脱臼・脱落を引き起こすことがある。

⑨心理的障害　具体的には審美障害を訴えて来院することが多い。複雑な社会機構や人間関係の中でより良いコミュニケーションをとっていくうえで、歯並び・顔に対するマイナスのイメージが障害となっていることがある。実際に来院する患者の多くは、摂食・咀嚼障害や発音障害を訴えることは少なく、審美障害を訴えることが多い。

顔貌の審美性と矯正治療

表4-1は、外科的矯正治療(顎矯正手術)を受けた顎変形症患者の初診時における主訴と、手術後五年以上経過後にリコールしたときのアンケート結果である。

初診時に歯並びと顔貌という審美性に対する不満が七九%と圧倒的多数を占めていたことがわかる。さらに、単に「あなたが治したいところ」としてこのように患者自身に記述してもらうよりは、表4-2のように具体的な項目について選択してもらうと、審美性に対する不満がより鮮明になる。

ところが、術者側が当然、主訴となるであろうと考える、咀嚼、発音、顎関節といった顎口腔機能に関する訴えはわずかである。これは最近の社会におけるいくつかの変化と密接に関係しているようである。

表 4-1 顎矯正手術を受けた顎変形症患者の初診時と手術後 5 年以上経過後のアンケート結果

治療前にあなたが一番治したかったことは何ですか.	
①歯並び，噛み合わせ	28 人(53%)
②口元，あご，顔の感じ，外見	14 人(26%)
③食べ物が噛みにくい，噛み切れない	4 人(8%)
④発音が悪い，しゃべりにくい	2 人(4%)
⑤顎の関節が痛む，音がする	2 人(4%)
無回答	2 人(4%)
それは，治療後に改善されましたか.	
①非常に良くなった	23 人(43%)
②かなり良くなった	22 人(42%)
③やや良くなった	3 人(6%)
④どちらともいえない	4 人(8%)
⑤悪くなった	0 人(0%)

一つには、人々が建前ではなしに本音としての手術に対する自分の考え、要望をはっきりと的確に主張しはじめていることである。

もう一つには、首都圏に住む高校生から六五歳まで一〇五〇人の女性に対するアンケート結果によれば、女性のおしゃれに対する意識に変化が見られるということである（「おしゃれ白書」ポーラ文化研究所）。「現在」こだわりが高いものは、衣服、ヘアスタイル、素肌の美しさ、心の美しさ、髪の美しさ、アクセサリー、小物、メークアップ、という順であるのに対して、「これから」こだわりたいものとしては、知識・教養、話し方、動作・立居振舞い、といったものが出てくる。

表 4-2　初診時に患者に記入してもらうアンケート「あなたが治したいところ」(抜粋)

このアンケートは，あなたが一番治したい所・気にしている所を正確に知るためのもので，治療方針を決める上でとても大切な資料になります．できるだけ自分の気持ちにあっているものを選んで下さい．

1. あなたが一番治したい所・気にしている所は？
( )の中に○を付けてください．2つ以上の場合，気になる順に1，2と番号を入れてください．
( )―(1)歯並び・歯の嚙み合わせを治したい
( )―(2)口元・上アゴ・下アゴの顔の感じ，外見が気になる
( )―(3)食物が嚙みにくい・嚙み切れない
( )―(4)発音が悪い・しゃべりにくい
( )―(5)アゴの関節が痛んだり，音がしたりする
( )―(6)他人から言われた
( )―(7)その他(　　　　　　　　　　　　　　　　　　　　　)

2. (1)に○を付けた人にお聞きします．具体的にどんな所を治療したいですか？　下に挙げた状態の中から選んでください．いくつでも結構です．
〈歯並び〉・歯のでこぼこ　・八重歯　・上の歯が出ている
・出っ歯　・真ん中がずれている　・歯がすいている
〈嚙み合わせ〉・上下の嚙み合わせが反対
・上下の嚙み合わせが開いている
・上下の嚙み合わせがずれている
〈その他〉　上記にあてはまらない場合は，具体的に書いて下さい．
(　　　　　　　　　　　　　　　　　　　　　　　　　　　)

3. (2)に○を付けた人にお聞きします．具体的にどんな所を治したいですか？　( )の中に○，または2つ以上ある人は気になる順番に番号を入れ，右側に書いてある気になる所を○で囲むか，具体的にその内容を書いて下さい．
( )口元・唇の感じ　・上唇が出ている　・下唇が出ている　・口元が出ている　・唇が閉じにくい　・口が曲がっている　・その他(　　　　　　　　　　　)
( )上アゴの感じ　・上アゴが出ている　・歯ぐきが出る
・その他(　　　　　　　　　　　　　　　)
( )下アゴの感じ　・下アゴが出ている　・下アゴが曲がっている
・下アゴの形が悪い　アゴが長い　アゴの先が出ている　アゴの先が尖っている
・その他(　　　　　　　　　　　　　　　)
( )顔の感じ　・顔が曲がっている　・顔がゆがんでいる
・顔が長い　・その他(　　　　　　　　　　　)

また、両者で高いものは、素肌の美しさ、心の美しさ、である。つまり魅力へのこだわりに関しては、「現在」は短時間で手に入れやすく、外面的な要素を求めているのに対して、「これから」は獲得に時間・期間は長くかかるものの、内面的な要素が重視されるという指摘である。このような視点からすると、矯正治療は、二年間という長い治療期間を要するので、顔貌の美しさと共に内面の豊かさを表すことが求められているといえよう。

厚い唇、低い鼻、長い顎

鈴木孝夫(『ことばと文化』岩波新書)は、「ものとことば」の章で興味あることを書いているので、そこから矯正治療と口元の変化について、もう少し考えを拡げてみる。

〈唇〉　英語では「髭の生えた両くちびるをかすかに開いて」とか、「太いどじょう髭が上唇を飾っている」という。一方、日本語では、「厚くはれぼったい唇」「薄い唇が冷酷さを表している」などという。解剖学的には、英語の使い方が正しく、日本語でいうところのくちびるは赤唇(唇紅、vermilion)の部分だけを指している。

また、英語では「上唇が短く、歯がちらっと見える」というが、日本語では唇が短いとは言わずに、「鼻の下」が短い、長いという。本来の上唇を「鼻の下」と「くちびる」(本来の赤唇)

に分けて表現している。「鼻の下が長い」というのはあまり良い意味ではないので、その逆の鼻の下が短くて、上顎切歯が飛び出していることには関心を示さないのかもしれない。

また、上顎前突や上下顎前突で、本当は上唇(Subnasale 鼻下点から Stomion 赤唇下縁まで)が前突しているのに、くちびる(赤唇)が出ている、と訴えるだけである。上唇の前突までは意識が向いていないのか、くちびるだけでなく上唇までも矯正治療によって後退させられるということを知らないだけなのかもしれない。

〈鼻〉日本語では、人間の鼻を表現するには、「高い、低い」という言葉を用い、象の鼻は長いという。そして鼻の高さにこだわりつづけている。ところが、ヨーロッパ語の多くでは、鼻は大きいか小さいか、長いか短いかであり、高い、低いは用いないし、かえって高すぎる鼻は醜いものとされることもある。

人類学的に低い鼻に甘んじている日本人であれば、隆鼻術で鼻だけを高くするよりは、突出している上下口唇を矯正治療によって後退させる方が横顔のバランスがとれると矯正歯科医は考える。

事実、村澤博人(『美人進化論——顔の文化誌』東京書籍)によれば、日本において現在では「正面顔文化」が主流で、それに「横顔文化」が混在しつつあるが、多様性という視点から見れば「横顔文化」の一層の発達が望まれる、という。ここにも矯正治療が目指している側貌の審美性の改善が貢献できるのであろう。

また、「丸ぽちゃ・平板は横顔が一番美しい」という香原志勢(FRAU)は、「日本人は昔から横顔に注意を払っていません。凹凸に乏しいものを横から見ても仕方ないと思ったんでしょう。しかし、日本人の横顔は何とも言えない魅力があり、額から、鼻、口を通って顎までを結ぶ輪郭線の美しさは、曲線的でやさしい。歯並びの悪さや口元の突出などは、日本人の変化の少ない横顔の印象を左右しやすい。ということは日本人に残された横顔美人への道は歯の矯正であろう」という。また、顔を作ろうという南伸坊(『顔』筑摩書房)も同じようなことを指摘している。

〈顎〉　英語では顎を形容する言葉として、「弱く優柔不断な」「意志の硬い」「冷酷な」「積極的な」などが用いられ、その人の性格、すなわち内面を表わそうとしている。ところが日本語では、「しゃくれている」「長い」「尖っている」「角張っている」「顎がない」などのように形態的、外面的な言葉が用いられる。

矯正治療は、顎矯正手術も含めて形態の変化を求めてはいるが、機能的あるいは動的な美(表情、笑いなど)の獲得も必要と思われる。「日本人の表情は、「没情的表情」で、感情を殺そうとしているのに対して、西欧人は「表情的表情」で、感情を素直に表に出します。これは日本と違って、さまざまな国の人々が行き交う歴史のなかで、自分は敵ではありません、とアピールする必要があったから、といわれています」(山田桂子『ネオエレガンス「表情美人」入門』二期出版)という指摘もある。

しかしながら、国際化社会を迎え、日本人も西欧人と接する機会が多くなり、国内にあっても人と人とのつきあいは多く、複雑になっている。日本人も、口元で口ほどにものをいう時代になってよいと思う。加えて、日本の患者が治療後の顔において、もう少し内面的な美にも積極的な関心を持ってくれると歯科医師の側も楽しくなる。そのためにはどうすればよいか。矯正治療について具体的に考えてみよう。

個性のある顔

薬師寺金堂の再建に携わった宮大工、小

歯医者さんは、なぜどこの歯かわかる?

人の口の中には、上下左右全部で二八本(親知らずを入れると三二本)の歯が、きれいに並んで生えている。歯科医師は、どの歯を一本取り出して見せられても、それが上下左右どの部分の前から何番目の歯かを、即座に正確に言い当てることができる。専門家なら当たり前かもしれないが、頭のどこをどのように使ってそんな芸当ができるのだろうか?

われわれは、親族や友人、有名人の顔を見てすぐに区別がつく。ヒトの脳の側頭葉には、「人の顔」を区別するとき、特別に使われる部分がある。

熟練自動車工は似たような車の部品を見分けるために、また鳥の専門家は鳥の顔を見分けるために、この脳の「顔領域」を使っているらしい。歯科医師は、学生時代や研修期間を通してだんだんと、歯を見分けるのに脳のその部分を使うようになるのかもしれない。

川三夫(『木のいのち木のこころ〈地〉』草思社)は書いている。

「大工は一本一本違った性質を持つ木を扱います。どれも同じ木はありません。それぞれの木の癖を読み、それを生かすのが仕事です。この考え方は人間にも当てはまります。人間も木と同じく一人として同じ人はいないのです」

矯正治療について言えば、個々の顔の骨格パターン、歯の形・大きさ、軟組織の形・厚さなどをよく読んだ上で、それぞれに合った設計図、すなわち治療方針を考えて個性ある顔を創りましょう、ということになる。

内面美

矯正治療によって個性ある顔を獲得した患者において、「豊かな人生の上に美しさが定着する」ことを矯正歯科医は願っている。さらに、「いつまでも減らず、古くならず、輝きを失わない、ハート面のカウンテナンス(顔つき、表情)は、富も、育ちもかなわない人生の武器である」ということを知り、今、「求められている個性を演出」しようとする時である。

「美しさ」を主観的にとらえ、しかも自然に与えられた顔貌に、より美しさを加えようとする矯正治療は、長く維持されるような内面的な美しさに加えて、顎口腔系における機能的な美しさをも与えることができる。

2 矯正治療を始める時期

矯正治療を開始するのに適切な時期として、通常は第一期治療と第二期治療に分けて考えられている。

第一期治療に適切な時期は、上下切歯の萌出中あるいは萌出完了期であり、六〜八歳である。六歳頃になると、永久歯は先行して存在している乳歯と交換しながら、下顎中切歯、下顎側切歯、上顎中切歯、上顎側切歯の順に萌出してくる。

そのときに遺伝性、家族性、先天性などの要因、あるいは口腔内における環境的な要因によって萌出後の配列が乱れ、個々の歯の位置の異常、すなわち上顎切歯の前突、反対咬合、開咬、叢生などを生じることがある。

こうした異常による摂食障害、咀嚼障害、発音障害、精神的な障害などの発生を予防するために矯正治療を行う。この時期の治療に要する期間はほぼ六カ月で、長くても一年以内には終了する。そこで矯正装置を撤去して、犬歯、小臼歯の萌出を六カ月ごとに定期的に観察する。

第二期治療に適切な時期は、上下第二大臼歯の萌出中あるいは萌出完了期であり、一一〜一三歳である。通常、九歳前後に下顎犬歯の萌出が始まり、次いで上下第一・第二小臼歯、上顎犬歯が萌出し、最後に上下第二大臼歯が萌出して永久歯列が完成する。そのときに先天性あるいは環境的な要因によって永久歯列の配列が乱れ、個々の歯の位置の異常、上顎前突、下顎前突、上下顎前突、開咬、過蓋咬合などが生じることがある。この時期の治療にはほぼ二年を要する。歯を配列するスペースを確保するために第一小臼歯などを抜去することがある。

さらに、成人においても種々の咬合異常が存在し、歯周治療、補綴治療などとともに包括歯科治療の一環として矯正治療が行われている。歯の移動、すなわち矯正治療は、五〇歳、六〇歳になっても可能であることが最近わかってきた。

3 矯正治療の必要性の診断

矯正治療を開始する前に種々の診査・検査を行う。上下の診断用石膏模型、口腔内写真、顔面写真、歯顎頭部についてのデンタル・オクルーザル・パノラマX線写真、頭部X線規格写真(セファログラム)、場合によってはコンピュータ断層写真(CT)や磁気共鳴写真(MRI)などの診断用資料を収集し症例分析を行った後、前述した咬合の異常のどれに属するか、治療方針をどうするかを診断する。

4　矯正歯科最新情報

一九九五(平成七)年に学校保健法施行規則の一部改正が施行され、学校での歯科健康診断が大きく変わった。それまで健診といえばむし歯が対象となっていたが、歯肉・歯垢(プラーク)・顎関節の状態とともに歯列・咬合の状態の診査が加えられた。

そして歯列・咬合の状態については、「異常なし」、「定期的観察が必要」、「専門医(歯科医師)による診断が必要」、に区分され、児童・生徒や保護者が十分に健康状態を理解するように配慮して結果を通知することになった。この通知をうけて歯科医師による診断を受ける機会が設けられ、歯列・咬合の状態およびそれに対する矯正治療の必要性が理解されてきている。

一方、以前は矯正治療の対象といえば、成長期における子どもと考えられてきた。ところが最近では、前述したように社会生活の中にあって審美性の獲得を中心に考える傾向が強くなり、従来の子どもに加えて成人の矯正治療希望者が激増している。さらには、歯周疾患を予防したり、歯周治療の効果を高めたり、機能的に精度の高い補綴治療を行うために矯正治療を必要とする場合も急速に増加している。

矯正治療は保険診療の対象となっていない部分が多いが、唇顎口蓋裂をはじめとする先天異常の手術後に併発する咬合異常に対する矯正治療と、顎変形症の手術前後の矯正治療に対しては保険が適用される。

運動時の外傷等によって脱臼・脱落した歯を元の位置に再植する方法はすでに定着しているが、最近では矯正治療のために抜去した第一小臼歯などを口腔内の他の位置に移植する方法や埋伏第三大臼歯(親知らず)を欠損部位に移植する方法、すなわち自家移植(一七七頁参照)が注目を集めている。また、矯正治療のために抜去した歯を冷凍保存しておき、時を経て自家移植する試みが臨床研究されている。他人の歯を利用する他家移植については研究段階にあり、早期の実現が待たれる。

成人において大臼歯の欠損部にチタン合

親知らずについての余談

上下第三大臼歯が口の中に出てくる萌出時期は、一般には二〇歳を過ぎてからであり、二五歳頃のこともある。ヒトの寿命が四〇～五〇歳の頃は、第三大臼歯が口の中に現れた時、親はすでに亡くなっていることが多かったので、この歯は「親知らず」と呼ばれてきた。ところが、今や人生八〇年の時代であり、第三大臼歯が萌出してくる時には、親は立派に存命しているので、第三大臼歯に対する「親知らず」というニックネームは通用しない。

一方、最近の青少年は体位が向上し身長が伸びた。それにともない、下顎が前後左右にがっちりしていた形から、ほっそりと縦長になった人が増えてきた。そのために最後に萌出する第三大臼歯はスペースがないので、結果として萌出できなくなり、下顎の中に居続け(埋伏せ)ざるをえない。「親知らず」はやはり「親知らず」である。

金などの金属体をインプラントし、これを抵抗源(アンカー)として、それより前方の歯の矯正治療を行い、終了後このインプラントを用いて最終補綴する方法が行われ、好評を博している。

また、症例によってはインプラントを単独に埋入し、抵抗源として歯の移動を行うことができるようになった。ヘッドギア(歯の移動の抵抗源として頭部にかぶる帽子のようなもの)が不必要となり、審美的にも患者から喜ばれ、インプラントの応用が歓迎されている。

今や、六〇歳、七〇歳の人でも成人歯周矯正治療を受け、その結果、おいしく食事ができ、楽しく、明るい日常生活を送っている。

(花田晃治)

(参考文献)
花田晃治『美しさと矯正治療——顔貌はどこまで変えられるか』口腔保健協会、一九九七年
花田晃治編『歯科矯正のポイント55』日本歯科評論社、一九九四年

5　周辺の病気

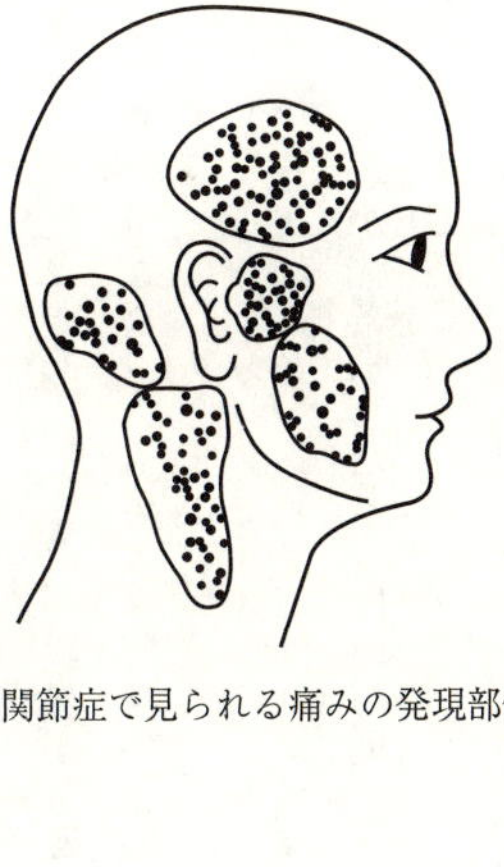

顎関節症で見られる痛みの発現部位

1　口臭の原因

口臭とは口から出る嫌な臭いのことで、吐く息が臭ったりすると、周りの人にも迷惑になる。口臭には、自分で気づく口臭と、自分では気がつかない口臭とがある。また、口臭がほとんどないにもかかわらず、口臭があるのではないかと気になってしまう人もいる。口臭の原因がはっきりわかり、それを治療すれば症状は改善される。

しかし、いくら予防や処置をしても口臭が気になってしまうことがあり、これは気になること自体が病気といえる。また、誰でも経験することであるが、緊張したときに口が渇き、口臭を発することがある。これは病気ではなく、生理的なものである。

口臭の原因としては、まず、歯や歯を支える歯肉や顎の骨、あるいは舌の病気がある。たとえば、むし歯や歯周病である。さらに、口の中にがんがあると、がん特有の臭いのために口臭が発生する。また、舌には舌苔《ぜったい》という黄白色あるいは黒ずんだ色をした、苔《こけ》のような付着物がつくことがある。この舌苔は口臭の原因となり、とくに舌の奥の方に付いたものは取りにくい。そこにカビの仲間であるカンジダが生えることもある。舌苔は乳幼児でも見られることがある。

第二に、もともと糖尿病などの病気があって、それが原因で口臭がする場合がある。口は食道、胃、十二指腸、小腸、大腸と続く消化管の入り口なので、これらの器官に病気があると、その臭いが口から出る。このうち、とくに食道と十二指腸の臭いは口に出やすい。また、吐く息が臭う場合、呼吸器官に病気がみられることがある。比較的多いのは、耳鼻科領域の病気で、鼻や副鼻腔の炎症によるものである。肺に疾患がある場合も、吐く息に口臭が現れる。たとえば、肺がんや膿胸(肺が化膿して膿が溜まる病気)で壊された組織の臭いが口に出ることがある。

第三に、食べ物が原因となる口臭がある。たとえば、ニンニクや香辛料が口の中や胃に停滞していると、口臭を発する。宴会などでお酒を飲み過ぎたりすると、その後に口臭が出たりする。

口臭の治療で問題になるのは、検査しても特に問題がないのに、口臭があると訴える人がいることである。周囲の人の反応から、自分には口臭があると言い張るのである。たとえば、電車の中で向かいに座った人が口に手を当てて横を向いたとか、斜め前に立っていた人が口に手を当てて、不愉快そうに駅で降りたとか……。このような人の中には、対人恐怖症や統合失調症の患者がいる。こうした人の場合、必要なのは口臭の治療ではなく、精神科的な治療である。

2　口腔の病気

口腔とは口の中を意味する。ここにみられる症状は、口腔本来の病気が原因のものと、身体の他の部分の病気が原因で、その症状が口の中に出たものとがある。後者の場合、「もとの病気」が治らない限り、口の中におきている症状を治すことはできない。ここでは、口腔本来の病気を取りあげることにする。

身体の他の部分の病気と同じく、口腔の病気も先天異常、炎症、腫瘍、外傷、その他に分類できる。先天異常には、口唇・口蓋裂、小顎症、舌の異常、顔面骨の発育異常などがある。これらは顔面の変形を伴うことが多く、かたちの異常だけの場合と、機能にも異常が認められる場合とがある。

炎症は口の中のどこにでも見られるが、最近は顔が大きく変形するほどの化膿性の炎症は少なくなった。化膿性の炎症のほとんどは、歯とその周辺の組織に由来している。その他、唾液腺に由来する炎症もある。「おたふく風邪」として知られる流行性耳下腺炎などでは、耳下腺や顎下腺が腫れる。また、これらの唾液腺の中に石(唾石)ができることがあり、これが詰まると、腫れたり炎症を起こしたりする。

口腔粘膜の病気は口腔の病気の中でも最もよく見られるものである。頬、舌、上顎(口蓋)、歯肉などにみられる口腔粘膜の病気の多くは、いわゆる口内炎として診断・治療されている。口内炎として代表的なものはアフタ性口内炎である。アフタ性口内炎は粟粒から米粒くらいの大きさで、白っぽい縁どりがあり、痛みをともなう。放置しておいても一〇日から二週間くらいで治るが、その間、食事や会話に不自由する。食事をしていて粘膜に少しキズがつくと、そこからできることが多い。体調の悪いときもアフタ性口内炎ができやすい。

口腔の病気で一番恐れられ、心配になるのが口腔がんである。舌が痛いと、すぐ舌がんを思い起こしてがんノイローゼになる人もいる。一般に、潰瘍と違ってがんは痛くないことが多い。がんは歯肉や顎など、どこにでもできる。しかし、早い時期に治療すれば転移も少なく、完全に治る。

また、舌痛症といって、原因不明で舌が痛くなる病気がある。舌痛症では舌そのものの治療ではなく、心療内科的な治療が行われる。また、舌の痛みのために、もしかしたらがんではないかと、がん恐怖症に襲われる人もいるが、舌痛症はがんになることはない。

このほか、外傷としての顔面の骨折がある。顔の骨を構成している骨を顔面骨というが、交通事故などで強い外的な力が加わったとき、顔面骨の骨折が起こる。また、顎の骨が折れると、食事ができなくなったり、口が開かなくなったり、話しにくくなったりする。なお、歯が植わっている骨を歯槽骨というが、これが折れたときは、同時に歯が欠けたり抜けたりする。これらの外傷は歯科治療で治すことができる。

3 味覚異常

味覚異常とは、味覚が障害されて異常感覚が出ることである。味覚障害と呼ぶほうが、より医学的な呼び方である。味覚障害は中高年、とくに女性に多いといわれる。味覚障害には、味がわからなくなる味覚脱失と、味覚が悪い、落ちた、美味しさを感じないという味覚低下の二種類がある。また、いつも口の中に苦い味がするとか、食べ物の甘味がわからないという訴えも多い。さらに、味を間違えて感じてしまう場合もある。たとえば、甘いものを苦く感じてしまう、などである。痴呆の人では味覚が障害されているため、普通は食べられないほど辛いカラシを平気で食べてしまうこともある。また、調理の味付けが変化したことによって味覚の異常に気づく場合がある。

口の中が「苦い」と訴えて歯科を受診する人は多い。唾液の出が悪くなったり、口の中が乾燥したり、あるいは舌苔ができたりすると、味覚は低下する。また、歯周病の場合、ほんの微量でも膿の持続的な流出があると、味覚の異常を覚えることがある。

風邪をひくとなぜカレーうどんはおいしくないのか？

風邪をひいて鼻がつまってしまった。こんなとき、カレーうどんを食べたことがあるだろうか？　まったくおいしくないのである。風邪をひいても別に舌に異常があるわけでもないのに、まったく「味がしない」気がする。そう、鼻で感じる匂いがしなくなって、「風味」が消えてしまっているのだ。味と匂いは対をなすものである。

いわゆる「五感」のうち視覚と聴覚は、遠くにその発生源がある光波や音波などを感じる。触覚は直接触れることによって力を感じる。これらの感覚は、いずれも物理的エネルギーを神経信号に変換する受容器によって検出される。

これに対して、味覚と嗅覚が検出する対象は少し異なる。舌や鼻の粘膜に存在する受容器に、ある種の化学物質が接触したことを検出するのだ。砂糖の分子が甘いのではない。砂糖の分子が味受容器に接触して発生した神経信号が脳に到達し、その信号のパターンを脳が分析した結果、「甘い」という感覚が引き起こされるのである。

カレーうどんの場合、さまざまな味や匂いのもととなる分子が、汁や空気を通して舌や鼻に到達し、それらが引き起こす神経信号の全体的なパターンによって「カレーうどん」らしい味覚が引き起こされる。したがって、その一部の嗅覚が欠けてしまうと「味がしない」ことになる。

実は、味覚の受容器は舌の表面だけにあるのではない。口蓋にも広く散在している。だから、大きな上顎の総入れ歯を入れると、これらが蓋をされて、味覚の神経信号パターンが乱れ、食べ物がおいしくなくなってしまう。上手な入れ歯の設計が必要な理由である。

味覚障害には食物によるもの、薬剤によるもの、および原因不明のものがある。微量でも生体機能の維持に欠かせない必須微量元素である亜鉛が不足すると味覚障害になるといわれているが、実際に味覚障害の人の摂取している亜鉛の量を測定すると、必ずしも低くないこともある。しかし、現状では効果はともかくとして、亜鉛の入った薬が投与されていることが多い。

薬剤による味覚障害は意外に多い。ある調査によれば、味覚障害の人の四分の一に及ぶという。これは、服用している薬剤が亜鉛の摂取を阻害することによるものである。そんなときは現に服用している薬剤を調べ、他の薬剤に変更できるかどうかを検討する必要がある。

このほか原因のはっきりしない突発性の味覚障害もあるが、実はそのほとんどが食べ物による食餌性のものと考えられ、亜鉛の内服が有効とされている。

4　いびきと睡眠時無呼吸症候群

いびきをしているとき、寝息が止まることは昔から知られている。最近、特に注目されているのが睡眠時無呼吸症候群である。誰でも、いびきをかく可能性はある。いびきは睡眠中の呼吸雑音であり、すべてのいびきが睡眠時無呼吸症候群につながるわけではない。

のど(咽頭部)は、物を食べたり、呼吸をしたり、声を出したりと、多くの役目を担っている。

物を食べるときには、この咽頭部が広がり、食物が食道に送り込まれる。つまり、この部位は筒状になっていて、大きく伸び縮みする。ということは、食事をしていないときは、空気が通るだけの筒穴である。伸び縮みするぶん、その壁には余裕がある。呼吸によって陰圧状態が作られると、壁どうしがくっついて、狭くなった部分を空気が通過する。そのとき、分泌物なども手伝って雑音が発生する。これが、いびきである。

咽頭部の周辺には、俗にノドチンコと呼ばれる口蓋垂がある。その長さや大きさも、いびきと関係がある。口蓋垂が大きく垂れ下がっていると、呼吸の際にまわりと接触して振動が起こり、強いいびきとなる。

いびきをかく人は子どもから大人まで年齢層を問わずいるが、いびきには危険なものと、そうでないものとがある。睡眠時無呼吸症候群は四十代から六十代の男性に多い。その原因としては、肥満や加齢が挙げられている。肥満や加齢のために咽頭部が緩み、いびきをかきやすくなる。

学校で居眠りばかりしている子どもが、実は、睡眠時の無呼吸のために十分な睡眠を取れずにいることがある。特にアデノイド(咽頭扁桃)や口蓋扁桃(いわゆる扁桃腺)を腫らしている子どもに多い。また小顎症といって、下顎の小さな子ども(大人にもある)の横顔をみると、顎の先端が前に出ていない、あるいは尖がりが少ない状態が観察される。これが小顎症の人の咽頭部を狭くさせる原因となる。

睡眠時無呼吸症候群の診断には、睡眠中の呼吸状態を睡眠時ポリグラフという機械で検査する必要がある。この方法で単純ないびきか、障害を引き起こす恐れのあるいびきかを判別することができる。

いびきは全身的な症状や障害をもたらす恐れがあり、その診断は重要である。睡眠時ポリグラフによる診断では、七時間の睡眠中に一〇秒以上続く無呼吸状態か、あるいは一時間あたり平均五回以上の無呼吸状態が確認された場合を、睡眠時無呼吸症候群とする。

睡眠時無呼吸症候群の人の四〇〜六〇％に、合併症として本態性高血圧症がみられるといわれる。このほかの合併症として不整脈、心筋梗塞、狭心症、肺高血圧症などがある。また、脳血管障害を併発することもある。

睡眠時無呼吸症候群の人は、こうした病気を併発する恐れがあるほかにも、夜間の窒息感のために目が覚めて不安になったり、眠りが浅くなったり、夜間のトイレが近くなったりと、日常生活のうえでの悩みは尽きない。

睡眠時無呼吸症候群の治療としては、外科手術や身体に装置を取り付けるなど、いくつかの方法が試みられている。しかし、現在のところ十分な治療効果を長期間維持することは難しいが、生活習慣病といわれる肥満のために起こるいびきの場合、原因となる肥満を解消したり予防することが重要である。

5　歯ぎしり

睡眠中の歯ぎしりは本人にはわからない。同室の人に指摘されて初めて気づくことが多い。本人は、朝起きたとき何となく頬や顎のあたりが疲れた感じがしたり、少しだけ痛みを感じたりする。睡眠中だけでなく、昼間の起きているときにも歯ぎしりを起こすことがあるが、その原因は睡眠中のものとは異なり、区別されている。

一口に歯ぎしりといっても、ギリギリと音を立てて歯をすり合わせるもの、歯を力を入れて噛み合わせるもの、さらにカチカチと音を立てて歯をぶつけ合わせるものがある。これらを総称して「歯ぎしり」と呼んでいる。

歯ぎしりの影響は歯だけでなく、顎関節やそれを動かす筋肉、さらには頸、肩、頭の筋肉にまで及ぶことがある。すなわち、頭痛、肩こり、頸の痛みなどを起こすことがある。慢性の頭痛や顎関節症の中には、歯ぎしりが原因となっている場合がある。

ところで、歯ぎしりの原因といえば、これまでは歯並びや噛み合わせの異常に目が向けられていた。しかし最近では、精神的なストレスによって大脳に異常な興奮がひき起こされ、その結果、睡眠時にものを嚙む筋肉に異常な活動が起こり、これが「歯ぎしり」となるらしいといわれている。一方、イライラしやすい人など、個人の性格に起因する歯ぎしりもある。歯ぎしりに対する精神面の関与については、今後の研究が待たれるところである。

歯ぎしりは睡眠中の眠りの浅いときに起こることが観察されており、その直後に目が覚める。このとき、同時に自律神経系にも変化が現れ、動悸が激しくなったり、呼吸が荒くなったりする。これら一連の反応は睡眠時無呼吸症候群とも関係があるらしい。

歯ぎしりのために歯の表面が削れてしまうことがある。咬耗症と呼ばれるものである。異常に歯がすり減ってしまうもので、年齢とともに徐々に歯がすり減っていくのとは違うすり減り方である。また、強い力が持続的に歯に加わると、歯を顎の骨に固定している歯根膜がダメージを受け、歯周病が悪化することもある。このほか、朝起きて顎の重苦しさを感じたり、顎関節症のような症状、頭痛、肩こりを起こす場合がある。

歯ぎしりの治療は、嚙み合わせに原因がある場合、咬合調整といって、嚙み合わせのバランスを取る処置が行われる。また、睡眠中の歯ぎしりを減らすために、ボクシングやラグビーの選手が口の中に入れるマウスピースと同じようなものを使用する。ただし、歯ぎしりの治療法にはまだ決定的なものはなく、今後の研究が待たれる。

6　顎の病気

顎の病気で誰もが怖いと思うのはがんであろう。顎のがんの治療法としては、放射線療法、薬物療法、ならびに手術療法が基本的なものである。顎のがんの手術療法は進歩がめざましい。再建外科といって、失われた組織をつくる外科医療があり、がんで失われた顎や舌を元の形に回復できるようになった。しかし現在のところ、再建外科で元に戻せるのは形状だけであり、本来の運動機能や感覚を元通りにする技術はまだ開発段階である。

下顎前突(いわゆる受け口)や上顎前突(いわゆる出っ歯)は、機能的に問題があれば治療する必要がある。形状の異常が大きい場合、骨を切って顎を動かす手術で下顎前突や上顎前突を治すことができる。

先天性の異常には口蓋裂や顎裂などがある。これらは、成長過程において骨がしかるべき場所で癒合せず、顎に隙間ができてしまうものである。この隙間は、まず周囲の組織を縫い合わせて閉鎖し、その後、時期をみて骨のないところに骨を移植する手術を行う。

炎症は、上顎でも下顎でも歯に由来することが多い。顎が腫れたら、歯の治療をすることと、膿を出すことで多くの炎症は治療できる。しかし、炎症が顎の骨の中にとどまってしまうこともある。これを骨髄炎という。こうなると治療が長引いてしまうことが少なくない。また、上顎には副鼻腔という骨で囲まれた空洞がある。歯の根の先端がこの空洞内に突き出ていると、歯の病気のために上顎洞に炎症が起こることがある。

顎の骨折は上顎骨にも下顎骨にも起こるが、どちらかといえば下顎骨に多い。交通事故や殴打のために顎の骨が折れることはよくある。骨折の治療は、どの部位であっても、固定と安静が第一である。

固定は、小さなプレート（金属板）とねじで、骨折したところを修復して留めてしまう処置である。固定後は、なるべく骨折したところを動かさないようにする。安静を保つため、食事や会話の際に顎が動かないように、上顎と下顎とを噛み合わせた状態で固定してしまうことがある。この場合、当然、噛めなくなるので、流動食となる。かなり乱暴な方法であるが、外国ではダイエットのために上顎と下顎とを固定してしまい、食事制限を行う方法もあるという。

7　顎関節症

最近、顎関節症ということばを耳にすることが多いのではなかろうか。実際、顎関節症の治療を受けている患者数は多いし、年齢層も若年者から高齢者まで幅広い。こうした患者は顎関節の痛みばかりでなく、顔面や肩の痛み、さらに頭痛まで訴えて歯科医院を訪れる。このほかの症状としては顎の異常な運動や顎関節の雑音などもある。したがって、顎関節に特に異常がなくても、その症状から顎関節症と診断されることもある。

噛み合わせが悪いと顎の関節に負担がかかり過ぎ、顎関節症になる。そこで治療としては、まず噛み合わせの調整が行われる。噛み合わせを治すためのプレートが口の中に装着されることもある。ただし、顎関節そのものに障害が起きているケースは少ない。顎関節の手術を必要とするのは一〇%にも満たず、多くの場合、手術は不要である。

さて、これまで顎関節症は噛み合わせの不具合が原因とされてきたが、最近では噛み合わせが悪いというよりも、強く噛みしめることが原因であると指摘されている。生活環境、食生活、生活習慣の変化などから、われわれ現代人は顎で噛む力が昔の人より弱くなったと言われている。弱い筋肉を使えば、すぐに疲れて痛くなる。また、硬いものを噛んだり、おおあくびをしたりなど、ちょっとしたことでも捻挫のような症状を起こしやすい。すると、当然こめかみや顎関節の周辺に痛みが生じる。

近年、顎関節症の患者が急増しているのには、何か要因があるはずである。従来の顎関節症に対する考えでは対処できないことが起こっているのかもしれない。顎関節症の捉え方はしだいに変わりつつある。たとえば、顎関節症を顎や頸部、肩部の筋肉の異常、そして噛みしめの問題と捉え、顎関節そのものの障害や嚙み合わせの問題ではないとする考え方がある。実際、米国などではその考え方は診断・治療に応用され、効果をあげている。顎関節症に対するこれまでの概念やアプローチを変える必要があるかもしれない。

ストレスは肩の筋肉を緊張させたり、嚙みしめを引き起こしたりする。そのために筋膜や筋肉に痛みが生じるとしても、少しも不思議ではない。顎関節症がストレスに満ちた現代社会に多くなってきたのは当然の現象かもしれない。

（小野　繁）

6　口と全身の健康

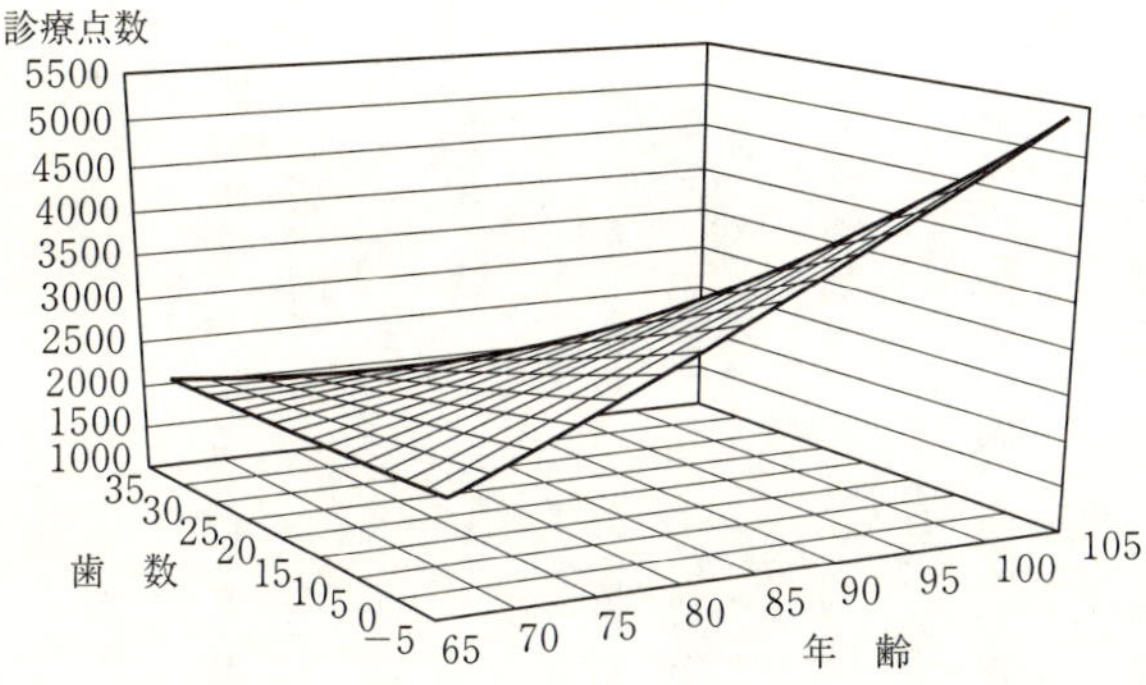

高齢者の歯数と1医科診療点数の関係．歯が多く残っている人は医療費があまりかからないことが示された(兵庫県歯科医師会の報告書から)

ものを食べるための器官である動物の口とは違い、人間の口はことばを話すためのコミュニケーション器官を兼ねている。人間の社会参加とさまざまな文化的活動は、ことばを使って行われるので、喉の発声器官から出る音を、脳の指示に従って意味のあることばにする構音機能が発達している。また、会話では口もとが常に注目されるので、スマイルライン、歯の形や色あるいは歯並びが人間には重要である。

もし、口腔の疾患で形態や機能が損なわれたら、その障害はたちまち人々の日常生活を困難にして、ＱＯＬ(Quality of Life：生活の質)やＡＤＬ(Activity of Daily Living：日常生活活動)の低下や社会的・全身的な障害へとつながっていく。

古来「禍は口より出で、病は口より入る」といわれ、口と社会的な健康あるいは全身的な健康はさまざまな深い関係があると考えられてきた。しかし、従来の口腔と全身の健康の関係についての症例報告は科学的に証明されたデータとはいいがたく、歯科医師の臨床経験と民間伝承の領域にとどまっている場合がほとんどであった。

ようやく近年になって、口腔と全身の健康に関する厚生労働科学研究(主任研究者小林修平和洋女子大学教授）がスタートして、科学的な調査が実施され、さまざまな仮説が形成されている。ここでは厚生労働科学研究で行われている口腔と全身の健康に関する調査結果を解説する。

咬合関連症候群とは

頭痛、肩こり、倦怠感、不眠などを訴えるが原因不明といわれている人や頸肩腕症候群、自律神経失調症、心身症、うつ病と診断されて、治療を受けても効果がない人の一部に噛み合わせの異常がある場合があり、噛み合わせの異常を治療した結果、これらの症状が改善されることが臨床家から指摘されてきた。噛み合わせに関連する病気を総称して咬合関連症候群というが、どうしてそれが生じるのかという発症のメカニズムについては、不明な部分が多い。

これまでにわかっていることは、治療の際に上下の顎を噛み合わせて、顎の位置決めをする場合、下顎が後ろにいきすぎると（咬頭嵌合位の後方偏位）全身的な問題が生じやすい。下顎の位置が悪いと、肩の近くの筋肉（胸鎖乳突筋）の緊張が続くことが多くの不定愁訴（頭痛、肩こり、倦怠感など）の原因になっているようである（平成九年度「厚生科学研究」報告書）。

義歯では噛めていなかった

歯を失っても、義歯（入れ歯）によってスマイルラインや口もとの美しさは回復するし、噛む

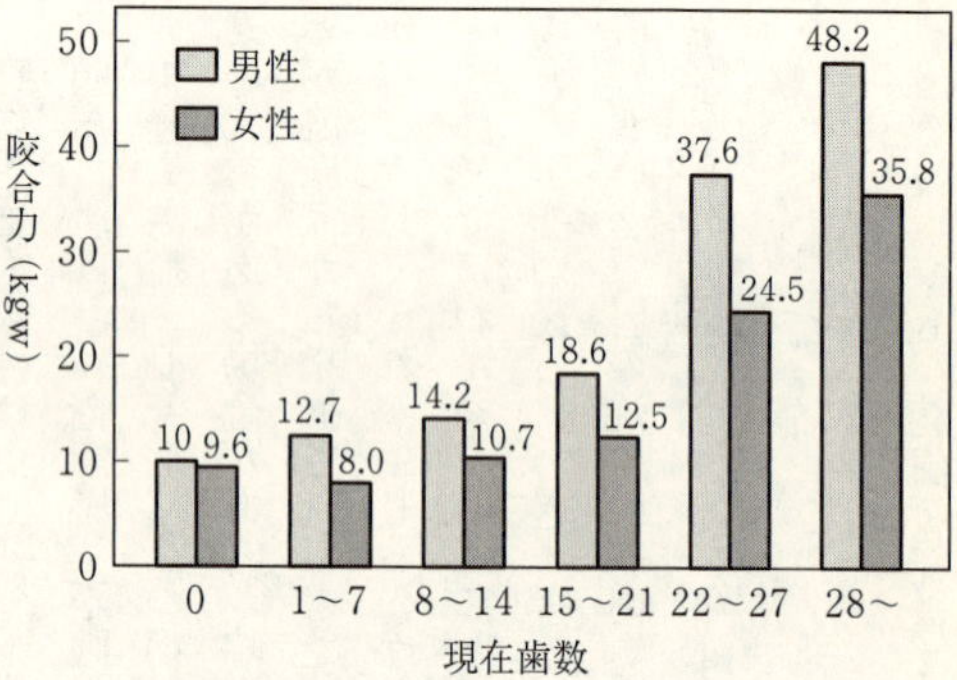

厚生科学研究；新潟大学大学院河野正司教授の報告による

図 6-1　歯の数で分類したグループ別の一人平均最大咬合力(70 歳)

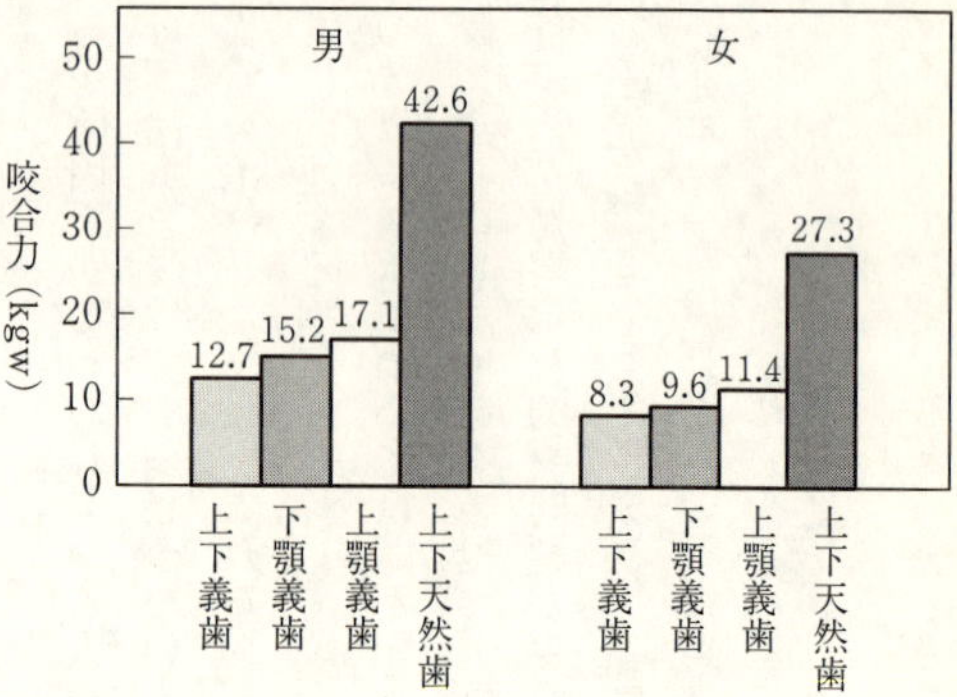

厚生科学研究；新潟大学大学院河野正司教授の報告による

図 6-2　義歯と天然歯で分類したグループ別の咬合力の比較(70 歳)

機能も元通りになると期待している読者も多いと思われる。しかし、人間が作る歯は、自然が作った天然歯にはるかに及ばないのである。

新潟大学の研究グループは新潟市在住の七〇歳五九九名を対象として、口腔と全身の健康の追跡調査を毎年行っている。その調査によると、噛み合わせの力(咬合力)は歯の数(天然歯の数、天然歯はたとえ歯冠部が失われていても根の部分が天然のまま残っている歯も含み、現在歯ともいう)と関連していることがわかった。

男女ともに歯の数が減少すると、義歯を入れても咬合力は減少する。特に歯の数が二一歯以下の群では咬合力の急激な低下がみられる(図6-1)。この咬合力低下は図6-2に示すように義歯の装着では回復せず、上下顎天然歯の場合の咬合力と上下顎義歯の咬合力では三・四倍の差が認められた(平成一三年度「厚生科学研究」報告書)。

歯の喪失が進み天然歯の数が二〇歯よりも少なくなると咀嚼能力の急激な低下が認められると言われてきたが、この調査でも義歯では噛めていなかったことがわかる。やはり八〇二〇運動でいわれるように、高齢になっても健康な天然歯を保持することが大切である。

噛む力が手足の運動に影響する

噛む力(咬合力)は、食事に役立つだけでなく、手足の運動にも関連していることを読者はご存知だろうか。咬合力を維持している人は敏捷性《びんしょうせい》やバランス感覚などの運動機能が優れているのである(詳しくは第3章参照)。

新潟市の調査で得られた高齢者(四一九名)を最大咬合力の数値に従って、人数がほぼ等しくなるように三群（咬合力小、中、大）に分け、それぞれの群に属する高齢者の各運動能力を比較した。すると、握力や片足立ち、脚力、素早い足の動き（ステッピング）、ジャンプ力（脚伸展パワー）のそれぞれの運動項目で咬合力との相関が見られた。噛む力が強い人は、運動機能も優れているのである（平成一三年度「厚生科学研究」報告書）。

誰も知らなかった元気の秘訣

高齢者の調査によって、歯を守って噛む力を維持していると、運動の能力が維持できるだけでなく、本を読んだり書類を書くなどの知的な機能も高く維持できることがわかった。

新潟大学の研究グループは一九九八年の時点で老研（東京都老人研究所）式活動能力指標（ADLスコア）が一三点満点であった者の中で、二〇〇一年の時点で追跡調査ができた一六一名を分析した。

老研式活動能力指標は一三の質問項目からなる。各質問に「はい」と回答した場合を一点、「いいえ」と回答した場合を零点とし、その合計スコア（一三点満点で点数が高いほど生活機能の自立性が高いことを表す）で評価する。

ベースライン時（一九九八年の調査結果）の咬合力の違いによって、その後（同じ人の二〇〇一年の調査結果）のADLスコアの低下に差があるかどうかを調べた。

分析対象は一九九八年(ベースライン)の時点でADLスコアが一三点満点であった非常に元気な七〇歳で、かつ三年後の二〇〇一年の七三歳の時に追跡調査できた一六一名とし、一九九八年の咬合力群別に合計スコアの一人平均減少値を比較した。

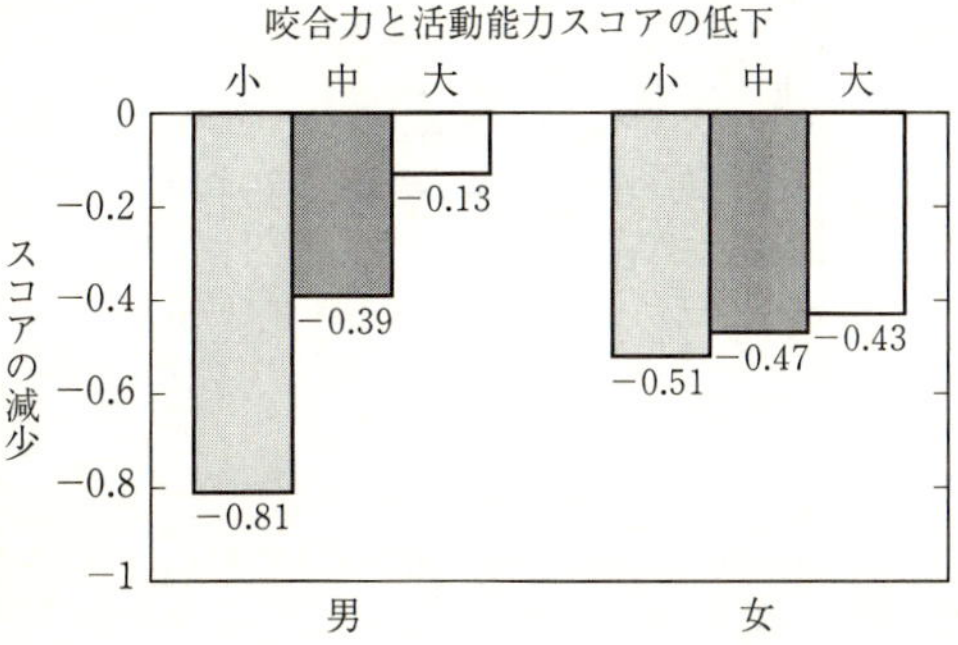

厚生科学研究；新潟大学大学院河野正司教授の報告による

図 6-3 70 歳時の咬合力別に見た 3 年後の ADL スコアの低下の違い

その結果、男女とも一九九八年の時点で咬合力が大きい人は、三年後でもADLスコアの減少量が小さくなる傾向が認められた。特に男性ではその傾向が顕著であった(図6-3、平成一三年度「厚生科学研究」報告書)。

したがって、高齢者が七〇歳の時点で良好な咬合力(二〇本以上の天然歯の保持を意味する)を保つことが、その後の人生でも引き続き高い能力を維持することにつながると予想される。若いときから歯の健康を維持することが高齢者の元気の秘訣だったのである。

歯が予防するアルツハイマー型痴呆

故レーガン大統領は自分がアルツハイマー型痴呆

になったことを告げて闘病生活に入り、やがてナンシー夫人の存在もわからなくなってしまったという。元アメリカ大統領も悩んだアルツハイマー型痴呆は、予防できるのだろうか。その答えの鍵は意外にも歯にあった。歯の喪失はアルツハイマー型痴呆のリスクファクター(危険因子)なのである。

どうして歯の喪失がアルツハイマー型痴呆のリスクファクターになるのだろうか? その原因は複数あるが、栄養学から次のように説明できる。

歯の数と野菜の摂取は明らかに関連し、歯が悪い人は野菜の慢性的な摂取不足になっている。適切な栄養の摂取をストレスなく行ううえで歯の健康はとても重要で、歯の痛みや喪失により咀嚼能力が低下すると噛みにくい料理は食べなくなり、これがさまざまな生活習慣病のリスクとなる。

高齢者を対象に咀嚼能力との関連を横断的に分析したところ、七〇歳男性において咀嚼能力の低い群で、総エネルギー摂取量、緑黄色野菜群およびその他の野菜・果物群の摂取量が少なかった(平成一一年度「厚生科学研究」報告書)。

野菜・果物群の不足は慢性的なビタミン不足につながる。事実、口腔状態が良好な人は血中ビタミンCが多い。ビタミンCはビタミンEとともにアルツハイマー型痴呆の予防に必要な抗酸化作用を持つビタミンである。

歯がない人が痴呆になりやすいのは、ビタミンCとビタミンEの不足が関係していると思われる。両ビタミンはともに熱に弱く、やわらかく煮込んだ料理では破壊されてしまうが、歯の悪い人は生野菜が苦手で煮込み料理にだけ箸を出すことが多いためである。

命を狙う日和見菌

黄色ブドウ球菌が牛乳に混入した事件は大きな社会問題になった。実は、誰も注目していないことだが、歯を磨かないと元気な人の口の中でも黄色ブドウ球菌がひそかに増殖しているのである。黄色ブドウ球菌などの命を狙う日和見菌《ひよりみ》（身体の抵抗力が低下したときだけ病気を起こす微生物）が口の中で増殖していることを知らないので、歯を磨かなくても平気でいられるのである。口の中で増殖している日和見菌は多い。

院内感染の代表であるセラチア菌、肺炎桿菌や緑膿菌も口の中で増殖している。われわれは死ぬような病気になるまで、日和見菌の存在に気がつかないが、子どもや高齢者の命はこれらの細菌に常に狙われているのである。

元気な自立高齢者の口に日和見菌がいてもそれは一時的なものであり、一年後に同じ菌が検出されることはないのに対し、要介護者では日和見菌が持続的に感染している場合が多い（平成一三年度「厚生科学研究」報告書）。日和見菌が歯の表面からも唾液からも高率に検出されることから、歯の表面が日和見菌のたまり場となり、唾液を介して扁桃や咽頭に遊離していくと考えられる。

元気な自立高齢者の場合は、日和見菌は口の中を一時的に通過する菌にすぎないが、要介護者では日和見菌が持続感染して口の中に定住菌として棲みついている。日和見菌は毒性が弱いとはいえ、口の中で異常な増殖を続ければ、施設内での人から人への伝播や全身的な健康への持続的な影響が考えられる。

命を狙う歯周病菌

命を狙う細菌は日和見菌だけではない。日和見菌は本来の口腔細菌ではないので、歯間清掃ブラシなどを使った歯磨きを丁寧に行えば口の中から消えるが、歯周病菌は殺菌消毒剤の塗布と化学療法を併用しないかぎり口の中に持続的に感染し、簡単には除菌できないので、もっと悪質な細菌である。

歯周病菌とはリポポリサッカライト(LPS)という毒素を持ち、口の中に持続感染する細菌の総称である。LPSはサイトカインという炎症因子を誘発して、とんでもないところでいろいろな悪さをする。歯周疾患にかかった人は、心疾患、脳血管疾患に罹患するリスクや低体重児出産のリスクが高いことが報告されている。その他にも歯周病菌は動脈硬化や糖尿病と関係している。

一方、八〇二〇達成者(八〇歳で二〇歯以上の天然歯を持つ人)は歯周病になった歯が少なく、その心電図には、虚血性変化(ST低下、T波異常、異常Q波)を示す異常所見の頻度も少ないことがわかっている。これは、歯周病で歯を抜くような人に比べて、八〇二〇達成者の口腔には歯周病菌が増殖していないからであろう。

健康づくりを阻害している歯周病菌が口の中で異常に増殖しないように、日常的な歯周病の予防処置と治療が必要である。

口腔ケアで肺炎予防

高齢者の死亡原因の多くが口の中の細菌であることはあまり知られていない。東北大学医学部の佐々木秀忠教授らのグループは老人福祉施設に入居している高齢者を対象に夜間、就寝中の嚥下状態の実態調査を行った。

まず、脳のCT(第10章参照)を撮影し、脳梗塞の有無を調べた。また細いカテーテルを鼻から咽頭に入れたあと、蒸留水をカテーテルより一ミリリットルだけ流し込み、嚥下運動が起こるまでの反応時間を調べた。これを日中と夜間睡眠中の二回調べた。

さらに、夜間就寝前にアイソトープをのり状にして歯に付着させ、夜中に徐々に溶けるように工夫し、肺シンチグラム(肺におけるアイソトープの分布を写真にしたもの)を翌朝撮影して、寝ている間に気づかないうちに唾液を少しずつ気道内に入れる「不顕性誤嚥」を起こしているかどうかを調べた。

その後一年間追跡調査し、肺炎を起こしたかどうかを調べた。分析にあたっては、高齢者を脳梗塞の有無により次の四群に分けた。脳梗塞が認められない高齢者、すなわち非脳梗塞群(A群)、大脳基底核の片側脳梗塞群(B群)、大脳基底核の両側脳梗塞群(C群)、大脳皮質の脳梗塞群(D群)である。

嚥下反射を現す反応時間はC群で最も長く、次はB群であった。A群とD群は正常範囲であった。夜間の反応時間もこの順でさらに延長した。アイソトープによる不顕性誤嚥の存在は、C群で最も高頻度(九二%)に認められ、次はB群六六%であった。

誤嚥とは食物(固形物、水様物)、唾液、逆流してきた消化管内容物などが喉頭部を越えて気道内に侵入することで、顕性誤嚥(食事や嘔吐に引き続き固形物、水様物を気道内に入れてしまう)と、不顕性誤嚥(気づかないうちに唾液を少しずつ気道内に入れてしまう)に分類される。不顕性誤嚥の存在は脳梗塞患者に限った現象ではなく、非脳梗塞群であるA群にも一六%認められている。

誤嚥の調査を受けた高齢者がその後一年間に肺炎を起こす頻度は非脳梗塞群(A群、一二・九%)を基準に計算すると、片側脳梗塞群(B群、二七・四%)は二一・一二倍、両側脳梗塞群(C群、四七・〇％）は二・六四倍である。この調査で不顕性誤嚥の実態と不顕性誤嚥によって肺炎が起きている実態が明らかにされた（平成九年度「厚生科学研究」報告書）。

肺炎の原因になっている細菌を口の中で増殖させないようにする口腔ケアは、誤嚥性肺炎予防に重要である。口腔ケアは口腔および咽頭の細菌数の減少、発熱の回数・期間の減少、口腔疾患の減少、口臭の軽減などの効果のあることが確かめられている。

寝るときに義歯をどうするか？

義歯（入れ歯）の就寝時における取り扱いの指導方法はまちまちである。起床時に義歯が当たっていた部分の粘膜を安静に保ち、血液循環の活性化をはかるために義歯を取りはずして就寝するように指導をする場合が多い。

しかし、残存歯と粘膜との関係、顎機能、歯ぎしり、寝ているときの見た目の悪さなどを考慮し、義歯を使用したまま就寝させる場合もある。これらは経験的な判断であり、義歯などの使用で上下の顎の噛み合わせを保つことが睡眠状態、睡眠の質などにどのように影響を与えているかを科学的に考慮したものではなかった。

そこで東京歯科大学では、就寝時の義歯などの使用の有無による上下の顎の噛み合わせ状態と睡眠状態および睡眠の質との関係を解明する臨床研究を行った。その結果、歯がまったくない人はやはり義歯を装着して寝ると良好な睡眠を得ることがわかった（平成一四年度「厚生労働科学研究」報告書）。

就寝時における入れ歯の取り扱いの問題は、まだ専門家の間で解決しているわけではないが、理論的にいえば起床時の入れ歯とは別に、粘膜の安静、起床時の入れ歯の殺菌、上下の顎の嚙み合わせを保つため、また見た目の悪さを防ぐ目的で就寝用の入れ歯が必要だということになる。昔と違って口腔の機能の多様性に合わせて、入れ歯にも多様性が求められているのである。

歯周病を治療したら糖尿病が改善できた

歯周病と糖尿病の密接な関係については、国内外に多くの研究があるが、共立女子大学の井上修二教授は東京医科大学をはじめ全国の大学医学部の内科と口腔外科の共同研究チームを組織し、画期的な臨床研究を行っている。この研究班は歯周病と糖尿病の関係を明らかにした後、今度は歯周病を治療することによって糖尿病が改善されるかという「介入研究」に挑戦した。

介入研究とは研究者が研究計画にしたがって研究参加者（患者あるいは一般集団）を二群あるいはそれ以上のグループに分け、それぞれに異なるプログラムの割り付けを行って、結果を比較する研究手法である。具体的な方法を示すと次のとおりである。

歯科治療による介入　四十代から六十代の血糖コントロール不良（グリコヘモグロビンHbA1c

6.5〜8.5%）の糖尿病患者で歯周ポケット四ミリメートル以上の歯が四歯以上ある歯周病合併患者に、プラークの染め出し、歯磨き指導、歯肉縁上および縁下の歯石除去、抗生物質投与で八週間以内に三回以上の通院で歯周病の集中治療を実施し、治療後八週間ごとに血糖、HbA1c、血中脂質（総コレステロール、トリグリセリド、HDLコレステロール）、高感度C反応性タンパク（CRP）の測定を行い、六カ月間観察した。その結果、歯科治療を受けたグループでは糖尿病が改善されることがわかった。

少し、細かくなるが、その具体的な結果は次の通りである。歯周病治療介入一八例、歯周病治療非介入一四名のうち、歯周病への治療介入により確実に歯周病変の改善した糖尿病患者と歯周病非介入糖尿病患者各一四例を比較すると、歯周病治療群では血糖、HbA1c、高感度CRPが低下した。

つまり、歯周病を治療することによって予想通り糖尿病が改善したのである（平成一五年度「厚生労働科学研究」報告書）。なお、HbA1cは血糖と違い、赤血球の中に含まれるヘモグロビン（血色素）にブドウ糖が結合したもので、過去の平均的な血糖状態がわかる。この数値が六・五以上は糖尿病とされる。

歯の治療で元気になった障害高齢者

歯科治療が、障害高齢者の全身状態、特に機能上や生活上の障害に及ぼす効果について藤田保健衛生大学の才藤栄一教授のグループと全国一二地区の歯科医師会が「介入研究」をしている。

老人保健施設・特別養護老人ホームにいる歯科治療が必要な高齢障害者六九〇名を対象とした。そのうち、途中脱落を除き、解析総数は五二七名となった。その内訳は、男性一三八名、女性三八九名、平均年齢八一・七歳であった。

障害の原因疾患は、脳血管障害二八六名、痴呆四二名、パーキンソン症候群二三名、整形外科疾患八〇名、内科的疾患三五名、その他六一名である。

歯の「新産線」の意外な効用

2章のコラムでは、全身状態の変化が「線」として歯に刻まれる話をしたが、すべての人の歯に刻まれる「線」もある。それは「新産線」と呼ばれ、顕微鏡でしか見えないのだが、母体から生まれた日を特定できる特徴的な「線」である。子宮の中から外界に産み落とされることが、いかに大きな生体環境の変化であるかは、容易に想像がつく。

最近、歯の「新産線」が意外なところで役立っている。猿人や原人など、化石人類の年齢推定に使われはじめたのである。これまでは、貴重な化石の歯を削ることなどしなかったが、この顕微鏡的な特徴を調べることによって、生まれた日を特定できる。

これを利用して、出生時およびその後の成長過程の脳の発達の仕方との関係、などを見直すことによって、なぜ人類が高度な知性を獲得できるようになったかも推定できるようになった。

対象者の歯科検診後、施設ごとに年齢群で分けた上で、乱数表により無作為化して治療群と対照群に振り分け、歯科による介入の効果を「前調査」と治療の約八週間後の「後調査」とで比較した。歯科治療群とは、「前調査」の後すぐに歯科治療を開始したグループであり、対照群は、「前調査」後の八週間までは歯科治療を行わなかったグループである。調査指標は、意識レベルと知的評価、ＡＤＬ、ＱＯＬ、食事内容、歯科以外のリハビリテーション治療の有無、口腔機能評価、口腔の客観情報とした。

その結果、歯科治療によって高齢障害者のＡＤＬが改善したことがわかった。これまでにも藤田保健衛生大学では高齢障害者のＡＤＬなど全身状態へ及ぼす歯科治療効果に関する介入研究を行ってきたが、歯科治療によるＡＤＬの改善効果について一貫して肯定する結果を得ている。つまり、高齢障害者に歯科治療を行うと数値で証明できるほど元気になるのである（平成一五年度「厚生労働科学研究」報告書）。

歯の健康で医療費削減

ここで読者が誰でも考える疑問にお答えしたいと思う。その疑問とはおそらく次のようなものであろう。

歯の健康づくりで全身も健康になり病気にならなくなるから、医療費も削減できるのではないか。兵庫県と兵庫県歯科医師会もそのように考え、八〇二〇運動の意義を医療費の視点から証明するために、七〇歳以上の高齢者三万一三四七人の医科の診療報酬明細書を解析した。年齢による誤差を避けるため、残っている歯の数がその人の年齢の平均歯数よりも多いか少ないかの二群に分けて比較すると、歯数が少ない群は多い群よりも入院外来を合わせた医科の診療点数(医療費)が二〇・〇七%多くかかっていることがわかった。入院を除く医科外来患者だけで比較しても、歯数が少ない群は多い群より医科の医療費が六・二二%多くかかっていた。

このようにはっきりしたデータが示されているので、歯の健康を保つことで医療費を大幅に削減することも、夢ではなさそうである。

まとめ

今から約三〇〇年前に『養生訓』を出版した儒学者貝原益軒は、人間の寿命を一〇〇歳と定め、一〇〇歳を上寿、八〇歳を中寿、六〇を下寿として、健康づくりの具体策を説いた。この時代に多くの人が五〇歳以下で早世しているのは、健康長寿の術を誰も教えず、また自ら学ばないからだと批判している。なお、『養生訓』では歯の磨き方も丁寧に教えている。

健康長寿に対する益軒の思いは、今日では二一世紀における国民健康づくり運動(「健康日本21」)という形で実現した。「健康日本21」の報告書は、健康に関するこれまでの知識を集積したものであり、健康のバイブルとして全国の人々に周知すべき内容である。いうまでもなく「健康日本21」では歯の健康が主要な柱の一つとされている。本章で読者に紹介した「厚生労働科学研究」の報告書からわかるように、二一世紀の日本では、歯の健康なしに全身の健康を保つことは難しいと思われる。

（花田信弘）

（参考文献）
健康日本21企画検討会・健康日本21計画策定委員会編『二一世紀における国民健康づくり運動について　報告書』二〇〇〇年
兵庫県・兵庫県歯科医師会編『八〇二〇達成者の健康状態調査　報告書』二〇〇四年

7　歯科医療と痛み

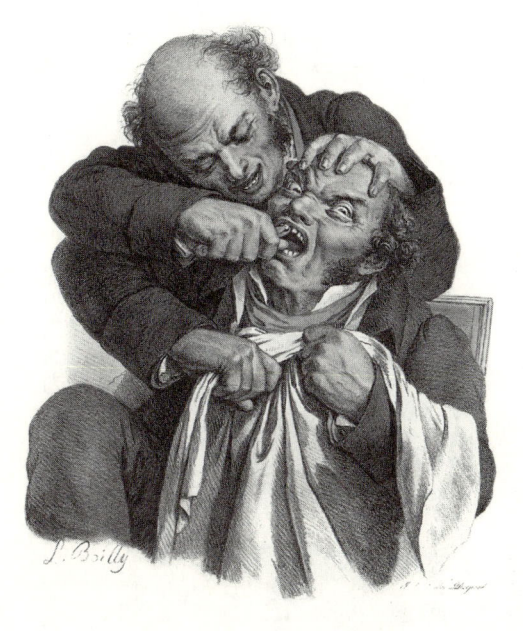

Le baume d'acier.

麻酔が開発されていない時代の抜歯を描いたL.ボワリーのリトグラフ(フランス，1825年頃)．その痛みは大変なものであったことがうかがえる

1　どうして歯が痛くなるのか——痛みのメカニズム

どうして歯が痛くなるかについては、いまだに結論は出ていないが、その原因は解明されつつある。そこで「どうして歯が痛くなるの?」と聞かれれば、数々の説をとりあげてこのように言われていると答えるか、はたまた自分が支持する説で説明することになる。数々の説があるのは、それに見合うだけの対処法が提案されているともいえる。また、類似した説があるのは、複数の原因から成立していることを意味している。とにかく、現在、一般に受け入れられている学説に基づいて、痛み発生のメカニズムを述べる。

痛覚を伝える神経(ニューロン)の末端(自由神経終末枝)は、象牙質内の細い管の液体(髄液)中に浮いた状態で存在している(図7-1のa)。電位的に安定な状態が髄液の移動によって破られる(図7-1のb)。これによってインパルスと呼ばれる電気的信号が中枢に向けて発せられる(図7-1のc)。

髄液が移動する原因を考えてみよう。急に冷却されたり、加温されると液の膨縮が起こる。強く嚙み合わせたり、叩いたりするときに、程度の差はあるが、象牙細管に圧が加わって髄液

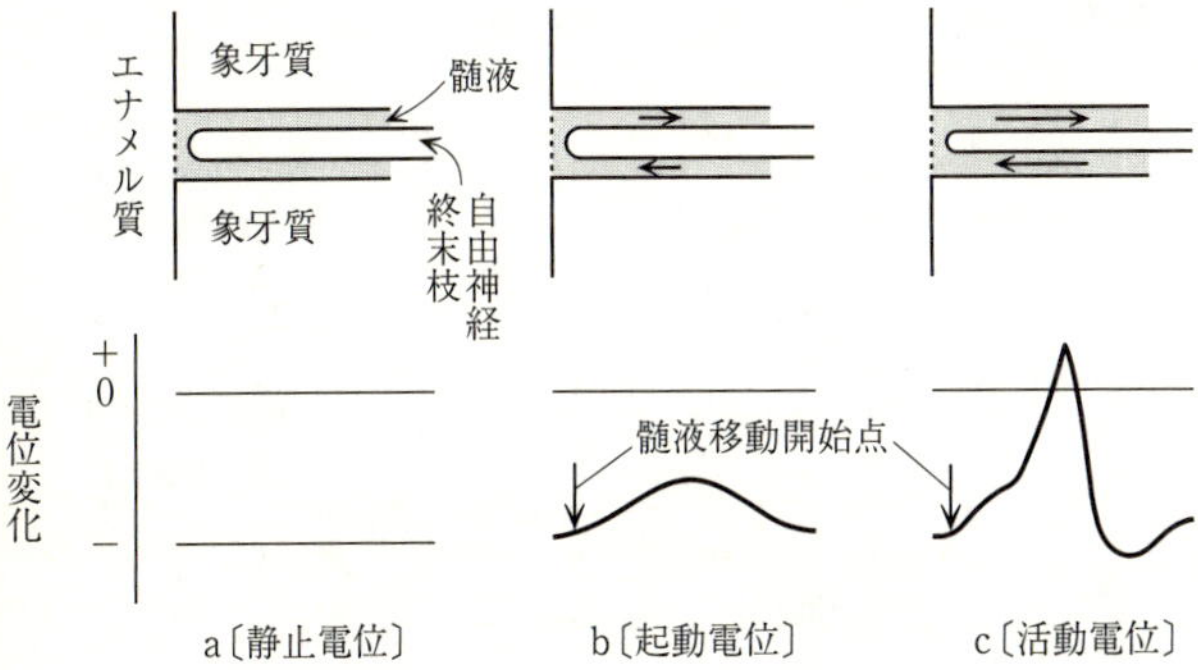

図 7-1　動水力学説に基づくインパルスの発生

が移動する。

チョコレートやキャンディなどの甘い食物で歯がしみることがある。これは、浸透圧の差によって髄液が移動することで説明がつく。これらを内変化によるインパルスの発生と呼ぶ。それに対し、歯に直接電圧をかけてもインパルスを発生させることができる。歯髄の生死を判定する電気歯髄診断器はこの機構を利用している。

スプーンとか銀紙(アルミホイルなど)を口に入れると〝ツーン〟とくる、いわゆる電気が流れることを経験した人もいるだろう。これは歯につめられたり、被せられたりしている金属との電位差によってインパルスが発生するためである。

この現象は、内変化に対して外変化によるインパルスの発生と呼ばれる。歯で発生したインパルスは三叉《さんさ》神経脊髄路核でニューロンを乗り替え、視床に伝わり、再度の乗り替えの後、大脳皮質の中心後回に伝播する。

インパルスが伝播する最終地点である大脳皮質の中心後回と呼ばれる領域は、その痛みのレベルと発信地を判断する。たとえば、この信号は下顎の右側の親知らずから送られてきていて、耐えられないほどの強い痛みであると判断する。そこで、このインパルスの伝導路を遮断《しゃだん》するか、中枢の大脳皮質そのものの機能を抑制すれば痛みを感じなくすることができる。

末梢レベルの伝導路の遮断には、通常、局所麻酔が用いられ、意識のある状態での中枢レベルの抑制には鎮痛薬が有効である。中枢レベルと大まかな表現をするのには理由がある。すなわち、鎮痛薬は大脳皮質の中心後回のみならず、恐怖心などの記憶に関与する大脳辺縁系まで作用が及ぶ。特に麻酔系の鎮痛薬にはこの傾向が強い。

痛みには、先に述べた痛覚の伝導路を介する神経生理学的なものと、不快感や恐怖心にともなう精神的なものとが存在する。これらの痛みは相互に影響しているが、除痛のためにはそれぞれを個々に押さえる必要がある。精神的痛みには、神経が現実に存在してなくても痛みを訴える、たとえば失った指先に痛みを感じるようなカウザルギーと呼ばれる幻想的な痛みも含まれる。

2　痛みは痛みを呼ぶ

歯の痛みといっても、歯そのものが痛い場合、歯の周囲が痛い場合、ときには口の中の痛みを単に歯が痛いと訴える人もいる。そもそも痛みは症状であって、疾患そのものではない。たとえば、むこうずねを机の角にぶつけたとしよう。弁慶の泣き所といって、大変痛みの強い場所である。アクシデントによって痛みが発生したが、これは疾患ではない。後になって、ぶつけたところが内出血し腫れ上がる。すなわち、炎症が生じたのである。この時点で疾患名がつく。

先述したように、痛みには神経伝導路を介する痛みと、精神的もしくは心因性の痛みとが存在する。具体例をあげて説明しよう。親知らずが化膿してズキズキとうずいている。膿も出ているようだ。痛みで寝つけない。近くの歯科医院で診察を受けたい。しかし、どうも親知らずを抜かれそうで怖い。不安のまま、まんじりともせずに朝になった。体力の消耗で炎症はますますひどくなっていく。

読者の皆さんには、どれが神経生理学的な痛みで、どれが精神的な痛みかを区別していただきたい。親知らず周辺の痛みが前者であり、抜歯を怖れることが後者である。この人が歯科医院を訪れ、結局抜歯することに同意したとする。抜歯に際しては局所麻酔を行うが、針が刺さる瞬間、そして麻酔液が注入されるときに痛みを感じる。抜歯手術時の痛みをなくすための痛い麻酔。何というパラドックス。この注射が、歯科治療が痛い、怖いのイメージにつながる。

口を開けるのは「屈曲」?

・「痛い!」舌を噛んだ。
・「熱い!」お茶で舌をやけどした。

こんなとき、思わず口を開けてしまうだろう。それはそのはずである。反対に、口を閉じたり噛みしめてしまったら、もっと大変なことになるのだから。

では、この時はどうするか?

・釘を打つ金槌で指先をたたいてしまった。
・冷めていると思って手で触れたホットプレートが、まだ焼けていた。

こんな時は、思わず手を引っ込めるだろう。これらは、みな特別に意識することなく「反射的」に起こる運動である(というより、このような体の動きを生理学的には「反射」という)。このように、体を傷つけるような危険な刺激に対して体を守る反射を、「逃避反射」という。また、このような反射は、ふつうは関節を曲げて体を縮めるので、「屈曲反射」といい、このとき収縮する筋肉を「屈筋」という。

意外な感じがするのではないだろうか? そう、顎の関節では、口を開くのが「屈曲」であり、口を開ける筋肉が「屈筋」なのである。

屈曲とは逆に、関節を伸ばすのを「伸展」という。関節を伸展すると、重力に逆らって体を支える作用をするので、関節を伸展する筋肉を「伸筋」、あるいは「抗重力筋」という。顎関節では、口を閉じるのが「伸展」である。

これは、口を閉じる閉口筋が緩んだときのことを考えると、よくわかる。たとえば、熟睡して体の力が抜けるのは、抗重力筋の活動が抑制されていることであるが、うたた寝をしていると、顎の重さを支えきれず、だらしなく口が開いてしまう。また、動物が口に子をくわえて運ぶとき、閉口は紛れもなく抗重力作用である。

ときとして歯科治療に際しての痛みや恐怖がショック症状を引き起こす。これに対する手だてはないのかといえば、ある。今日、さまざまな工夫がされている。その一端を次にご紹介する。

3　局所麻酔の話

痛くない麻酔について述べてみる。イオン導入法、表面麻酔、鍼《はり》麻酔（鍼でなくゴム電極もある）など、注射針を用いない局所麻酔法が研究されている。しかしこれらの方法は、目的とする部位の完全な麻酔を得るには確実度が高いとはいえない。すなわち麻酔効果は得られるが、無痛的にすべての治療が行えるというレベルには達していない。したがって、現状では、古典的ではあるが注射針と注射筒（シリンジと呼ぶ）を使うことになる。

古典的といっても、材質や方法は進歩している。以前は、注射針、注射筒（ガラス製が中心であった）は滅菌して、繰り返し使用していた。使用する回数が多くなると針先の切れ味（刺し味といった方が正確か）が悪くなる。くたびれた針を口腔粘膜に刺そうとすると、まず粘膜上に凹みがみられ、やや時間をおいて針先が入った。

現在使われているディスポーザブルの針は、実に刺すときの抵抗がない。歯科で一般的に使用される針の直径は〇・二七～〇・三一ミリ。どの太さの針を使用するかを被験者に教えないブラインド・テスト(盲検法)では、針の太さによる痛みの差はない。

ディスポーザブルの針を刺すときの痛みを少なくする手段がある。高濃度の麻酔薬をスポンジに浸透させたり、ゼリーや軟膏《なんこう》に混ぜたものを針の刺入点に塗布しておくと刺入時の痛みは軽減される。これが表面麻酔と呼ばれる方法である。

針を刺すときだけに痛みを感じるかといえば、実は麻酔薬の液を注入するときも痛みは強い。局所麻酔薬そのものの刺激もあるが、物理的な組織への圧迫が、痛みを引き起こす大きな原因になっている。それを防ぐためには、薬液を注入する速度をゆっくり、かつ一定にすることが求められる。最近、電動式の注射器が出現し、機械的に一定の速度でゆっくり注入することが可能になった。

痛くない局所麻酔はもちろん重要であるが、目的は治療を無事に完遂することである。たしかに歯槽骨が緻密で麻酔薬が浸透しにくい、炎症が強い、恐怖心が強い、あるいは過去に大変痛い思いをした患者の中には、麻酔が効きにくい人もいるが、誠意のある歯科医師はその理由を患者のせいにはしない。

ときには局所麻酔が長く良く効くことがかえって問題になる。特に、子どもの患者では麻酔の効いた口唇や舌を噛み、大きな傷をつくることがある(咬傷)。保護者と本人に十分注意をしておけば、多くの場合、避けられる事故である。そこで治療中のみ麻酔効果が得られ、終了と同時に効果が消失する局所麻酔薬のほうがよいという意見もある。長時間、神経線維に作用するものは、効いている時間が長いだけでなく、麻酔効果も高い。いわゆる効きがよい麻酔薬である。

咬傷や一時的な麻痺による不快感などが問題にならなければ、長く効いていることもメリットになる。すなわち、術後の痛みが軽減し、鎮痛薬の服用量が少なくてすむ。また、治療後の痛みを減少することによって、傷の治りも早くなるといわれている。

痛みによるストレスで自律神経の交感神経の活動が亢進すると、血管平滑筋が収縮し、血流が悪くなる。うまく痛みをコントロールできれば、血流を悪くせず、治癒を促進できるという理由である。

4　快適に歯科治療を受けるには

歯科治療が楽しくて仕方ないという患者はめったにいない。多くの人にとって歯科医院はあまりお世話になりたくない場所の代表である。それは「痛い」、「怖い」が主な理由であるが、この「怖い」に対しては、よい対処法がある。

過去の記憶は大脳辺縁系に宿るといわれている。針先が目の前に現れると、子どもの頃うけた予防注射の恐怖心が呼び戻される。歯を削るタービンの音も歯科治療を拒否する理由の一つである。その音で歯を削られたときの痛みの記憶が呼び起こされる。

そこで、記憶に関与する大脳辺縁系を低濃度の亜酸化窒素(笑気)で抑制しようという方法がとられる。具体的には、二〇~三〇%の笑気と六〇~七〇%の酸素をミックスして鼻マスクで吸入する。吸入開始後二・五分ぐらいから身体が暖かく感じるようになり、いわゆる多幸感がもたらされる。あれこれ難しく考えたくない気分になるという人もいるし、酒に酔ったようだとも、また抵抗したくないけだるい気分と感じる人もいる。

以前、住友らが前頭筋の筋電位から鎮静度を測定する実験を行ったところ、面白い結果が出た。筋電位の活動が低くなったときを鎮静状態とすると、被験者にやさしく話しかけたときと、乱暴なことばを使ったときとではまったく逆の結果がでた。もちろん、やさしく接した場合に前頭筋の筋電位が有意に低くなった。このことは、たとえ笑気ガスを使っても、患者との良好な人間関係が形成されていなければ鎮静の効果が少ないことを示している。

笑気ガスを吸入してリラックスする吸入鎮静法の他に、静脈内に鎮静薬を投与する静脈内鎮静法もある。ときには、鎮静薬に鎮痛薬を併用する。この方法は原則として意識を消失させないので、全身麻酔の一つである静脈麻酔とは異なる。

静脈内鎮静法では鎮静薬を静脈に注入するが、経口、筋肉注射、直腸内(坐薬)など、投与経路は他にもある。しかし、鎮静効果が確実で調整が容易という理由から、先述の吸入鎮静法と静脈内鎮静法が臨床では多く用いられている。

静脈内鎮静法は、次のように行われる。まず手腕の太い静脈が選ばれ、静脈留置針と呼ばれるプラスチック製の針が静脈に挿入され、ブドウ糖液、生理食塩液などの輸液を接続した点滴回路が設けられることが多い。その回路の途中にあるゴム管、もしくは注入栓(三方活栓と呼ばれている)から、薬剤を投与する。

呼吸、循環のモニターのために、指先には酸素飽和度を測定するパルスオキシメーター、腕には血圧・脈拍計などが付けられる。聴診器を気管の付近に貼り付けて、呼吸の音を聞くこともある。マイクロフォンを内蔵した電子タイプの聴診器も市販されている。

注水を高い頻度で行う歯科治療では、安全性の確保のためにも呼吸のモニターは大変重要である。投与量の過剰によって意識がなくなると舌の付け根(舌根と呼ぶ)が下がり、気道閉塞を起こすことがある。このとき、気道からの音が聞こえなくなったり、「スースー」という清音ではなく「グガー」などの濁音になる。麻酔医は、即時に気道の確保を行う。

この点滴回路から降圧薬を投与し、高血圧症患者の術中の血圧コントロールを行うこともできる。最近、鎮静状態から覚醒させる薬剤(フリマゼニル)やごく短時間だけ効く、いいかえれば投与を中止すればすぐ回復する薬剤(プロポフォール)が開発・発売され、その安全性、操作性は大変良くなった。これからますます発展する方法である。

歯科では、従来から知的障害児の治療などを対象とした外来全身麻酔が行われていた。外来全身麻酔の歴史は、医科よりも歯科の方がはるかに古く、その研究も充実している。外来で行う全身麻酔時間の目安は、二時間以内とされているが、治療内容によって、実際にはもう少し延長するケースもある。ふつうは朝来院し、夕方までに帰宅する。

最近、医科で外来全身麻酔による「日帰り手術」と呼ばれるものが登場してきた。術後、環境の変化が少ない自宅での療養を重視することから、また、入院経費削減の面から急激に普及している。歯科の外来で行う全身麻酔症例は、この「日帰り手術」の範疇に入る。

5 ペインクリニックとは

ペインの日本語訳は「痛み、疼痛《とうつう》」である。したがって、ペインクリニックは「疼痛外来」となる。しかし、表示は「ペインクリニック」としてあるところが多く、すでに一般名称になっている。

歯科のペインクリニックは、三叉神経痛をはじめ、咬合痛、開口障害、そして原因が特定できない非定型顔面痛の患者の来院率が高い。ペインクリニックの患者は、疼痛を主訴としてい

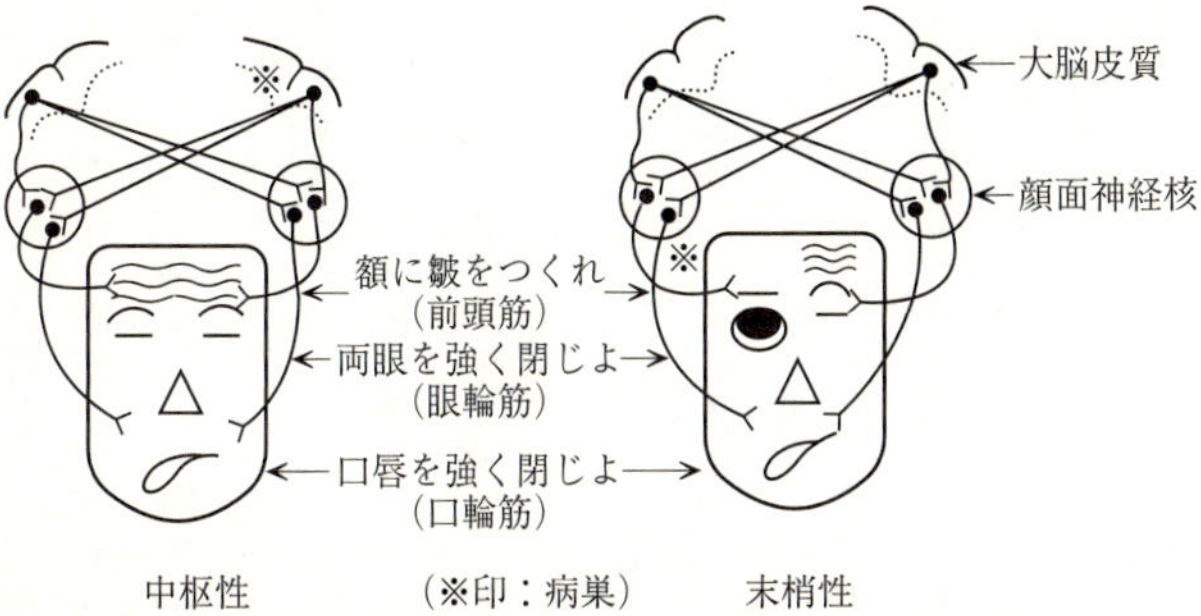

古屋英毅他編『歯科麻酔・全身管理学の手引き』学建書院，2004 年より

図 7-2　中枢性と末梢性顔面神経麻痺の症状の相違

るとは限らない。たとえば、三叉神経麻痺や、顔面神経麻痺の患者も来院する。歯科インプラントの普及につれて、三叉神経麻痺の患者が増加している。三叉神経の損傷によって起こる症状は麻痺だけに限らず、逆に知覚過敏状態になっているときもある。

顔面神経は、知覚と運動を司るが、主な機能は運動である。この神経麻痺には、脳腫瘍などによる中枢性のものと末梢性の障害によるものがある（図7－2）。

末梢性では、患側（傷害側）に次のような症状があらわれる。額に皺《しわ》をつくれない。目が閉じられない、口笛を吹こうとすると麻痺していない側に口唇がひっぱられる。顔面の表情筋が動かず、いわゆるひょっとこ顔貌となる。

その他の随伴疾患として、損傷された部位によって違いはあるが、涙分泌障害、低音強調（低い音がよく聞える状態）、味覚障害などが起こる。事故や手術などの原因による顔面神経の損傷だけではなく、冷房の吹き出し口や寒い戸外に長時間いたことなどによっても、血流障害から麻痺を起こすことがある。

なかでも一番やっかいなのがヘルペスウイルスによる神経の損傷で、水痘帯状疱疹ウイルスはとりわけ治りにくい麻痺を起こす。また、ときには顔面痙攣を発現することもある。この水痘帯状疱疹ウイルスは三叉神経にも損傷を与え、帯状疱疹後神経痛と呼ばれる、難治性の疼痛を引き起こす。

これらの治療は次のように行われている。

①三叉神経痛の治療

薬剤としては、抗てんかん薬のカルバマゼピンが処方される。一般的な痛み止めとして用いられる鎮痛薬は無効であることが多い。疼痛の発現時には、局所麻酔薬による神経ブロックが行われる。繰り返し施行し、疼痛レベルを低下させようとする方法である。

ときには、エチルアルコール、フェノールなどの神経破壊薬を用いて、痛みの神経を長期間ブロックする。この治療法は一二〜一五カ月位で再発することが多い。レーザーなどによる神経切断術は神経破壊薬よりも長期間の無痛が得られる。しかしこれらは知覚麻痺を起こして痛みを止める方法なので、日常生活において、麻痺状態に慣れるまでに苦労があるようだ。

究極的な治療法は、三叉神経減圧療法といって、耳の後部の頭蓋骨に直径二〇ミリメートル程度の穴を開け、顕微鏡下で血管によって圧迫を受けている三叉神経を移動させる。成功率は大変高く、かつ術後の合併症が少ない方法である。

②末梢性顔面神経麻痺の治療

これは原因によって変わってくる。神経の機能を活性化させる薬剤として、ビタミンB12やアデノシン三リン酸が用いられる。ヘルペスウイルスによるものであれば、抗ウイルス薬とステロイド薬を投与する。

　薬剤投与とともに、気管の近くにある星状神経節と呼ばれる交感神経のターミナルに、局所麻酔薬を注射する。これは星状神経節ブロック(SGB)といわれ、血流調整に関係する交感神経を一時的に遮断する。これによって末梢血流を改善し、損傷している神経線維の機能を活性化させようとする手法である。毎日一

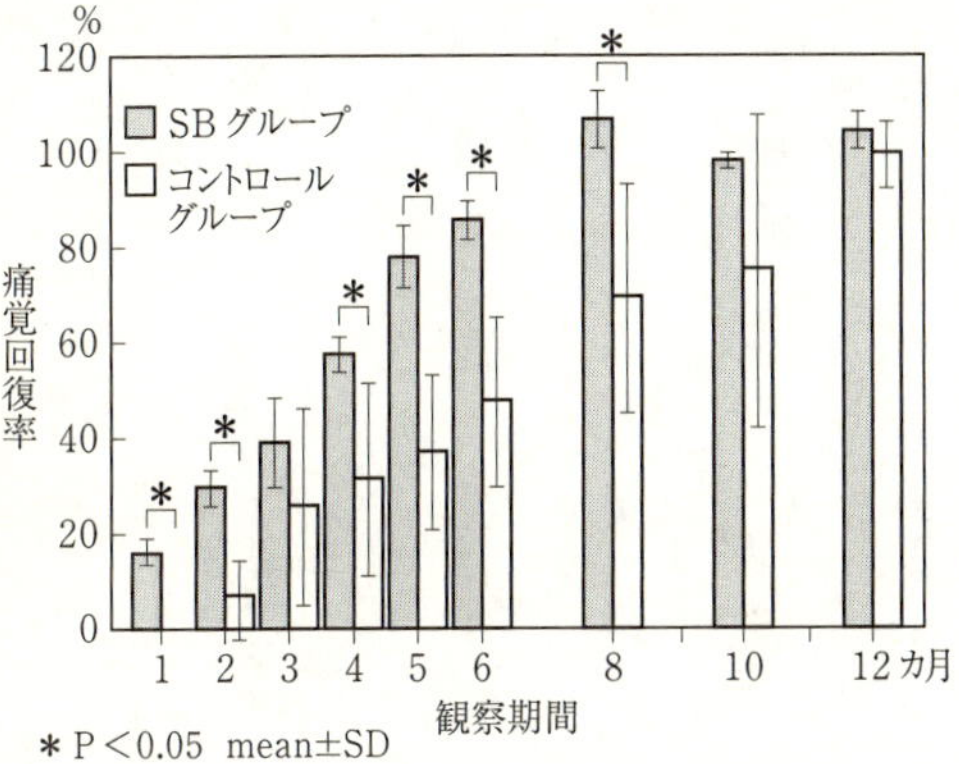

＊P＜0.05 mean±SD

N. Hanamatsu etc., "Effectiveness of Cervical Sympathetic Ganglia Block on Regeneration of the Trigeminal Nerve Following Transection in Rats" *Regional and Pain Medicine* Vol. 27, No. 3, 2002.

図 7-3　ラット三叉神経損傷モデルにおける頸部交感神経節ブロック(SB)．ヒトでの星状神経節ブロックに相当する．ブロックを施行した群の回復が際立っている(＊は有意差あり)

回くらいのペースで、通常、一カ月以上続ける。この方法は、ラットを用いた動物実験で効果が示されている(図7-3)。

また顔面筋のリハビリテーションの目的で鍼治療が用いられる。鍼に電流を送って筋肉の収縮を周期的に起こす。これを繰り返すことによって、筋肉の働きを回復させようとする方法である。

以上の治療は一連のものとして実施される。何はともあれ、末梢性の顔面神経麻痺では新鮮例(早期に発見され、治療が開始される症例)ほど治癒率が高い。症状異変に気がついたら一刻も早くペインクリニックを訪れることを勧める。

(住友雅人)

(参考文献)
柳田尚『痛みとはなにか――人間性とのかかわりを探る』講談社、一九八八年
徳島大学編『歯と口と健康――生きるよろこびを支える口の科学』医歯薬出版、一九九八年
下野正基『歯科医療の最前線』講談社、一九九五年

8　歯とことばの発声

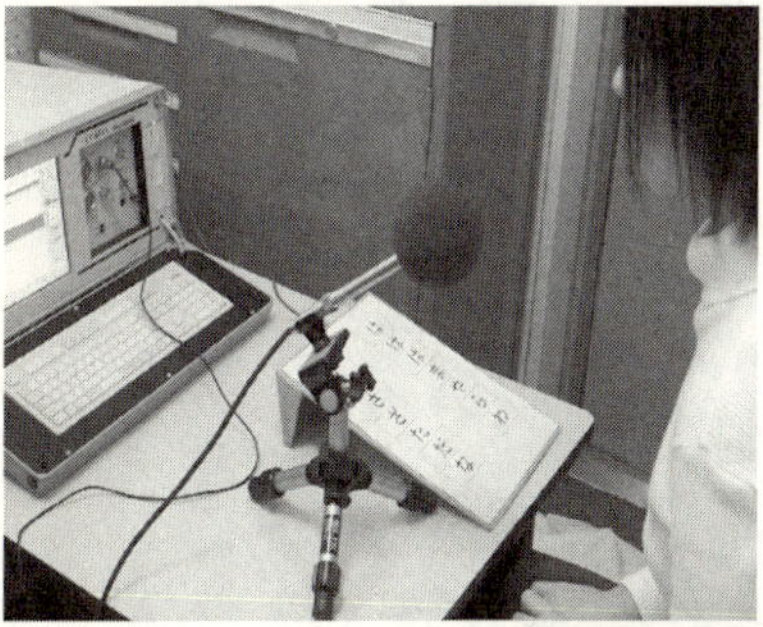

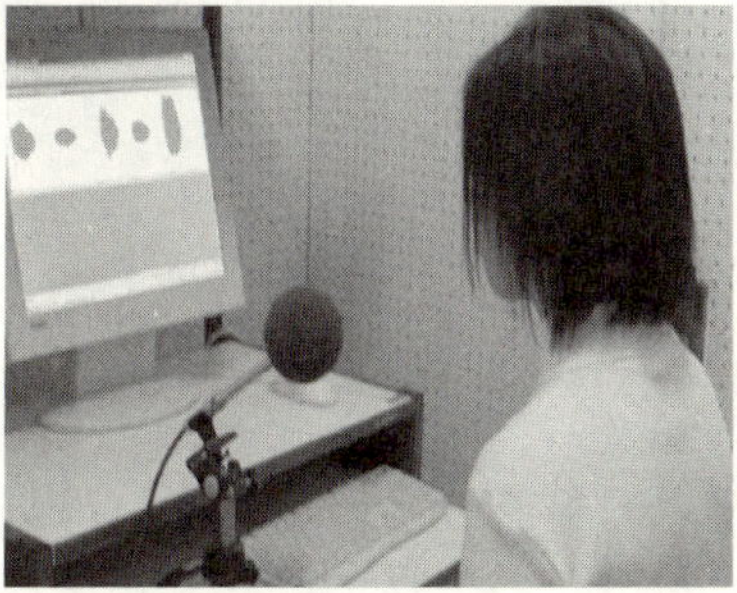

東京医科歯科大学顎義歯外来で行っていることばの音響分析．左上：心理音響学に基づいた子音の分析，右下：母音の周波数分析

1 「話すこと」の障害

現代社会では電子メールなど「書くこと」に便利な手段が出現しているが、社会生活を円滑に行ううえで「話すこと」は重要な役割を担っている。そして、重要な役割を担っているからこそ「話すこと」に対する悩みを抱える人が多いのも事実である。この章では、歯科医師の立場から、「話すこと」とその障害、および歯科的対応について考えてみる。

「話すこと」のさまざまな問題とは具体的にいかなるものであり、その原因は何であろうか？ 各分野の研究者らにより言語学的要因、心理社会的要因、発話のメカニズムにかかわる要因などが調べられ、その結果、成長発育のさまざまな時期に個体そのもの、また環境が持つ影響力が発音の成熟に重要であることが判明した。そして、「話すこと」の障害(言語聴覚障害)には、高次脳機能障害、言語発達障害、音声障害、構音障害などがあることが明らかにされてきた。

2　歯科と関係の深い「話すこと」の障害

「声」や「ことば」は呼吸器官系（肺、気道、胸壁、横隔膜など）、発声器官系（喉頭など）、構音器官系（咽頭、鼻腔、口腔、軟口蓋、硬口蓋、舌、歯列、口唇など）の連携プレーにより作られる。したがって、これらの器官系のうちどこに問題が起きても「話すこと」の障害は生じるが、「話すこと」の障害のなかで歯科と密接な関わりを持つものは、構音障害である。

構音障害とは、社会生活の中で話し手の年齢、性別からみて正常とされる「声」や「ことば」とは異なる「声」や「ことば」を発声し、それが習慣化していることと定義されている。たとえば、むし歯や歯周病が原因で歯を喪失し、発話時にその隙間から空気が漏れたり、歯列が狭まって舌の動きが制限されて、うまく話せなくなることをいう。また、手術などにより顎の骨や舌が切除された場合に、話が通じなくなることをいう。

3　構音障害の種類と歯科的対応

ここでは構音障害を、(1)構音器官の形態異常によるもの、(2)構音器官の運動異常によるものに分け、それぞれの歯科的対応について説明する。

(1)構音器官の形態異常によるもの

歯、歯槽部の欠損

歯や歯槽部の欠損はむし歯、歯周病、外傷、各種の症候群や先天異常などで生じる。前歯部、臼歯部に関わらず構音障害が起こるが、特に前歯部では障害があきらかであり、上顎前歯と舌を接近させ発音する「さ、す、せ、そ、ざ、ず、ぜ、ぞ、つ」などの「歯音」と呼ばれる音が発音しづらくなる。

こうした欠損が生じた場合、義歯などで欠損を回復することで構音障害を改善できる。仮に多数歯欠損などを放置した場合には、その欠損部を埋めるために舌が肥大したり、変形したり、あるいは舌の運動が変化して構音異常が生じる可能性がある。

噛み合わせの異常

歯を噛み合わせたときに、上下の歯列間の一部に空隙が生じる開咬などでは、歯の欠損がなくても「歯音」が発音しづらくなることがある。これらの疾患に対しては、外科手術による顎骨移動術、矯正治療、あるいは補綴治療などにより噛み合わせを改善することで構音障害を改善できる。

口蓋の形態異常

構音障害の原因となる口蓋の形態異常には、①口唇裂口蓋裂および②腫瘍に対する手術後の上顎欠損がある。

①口唇裂口蓋裂

口唇裂口蓋裂は先天性の形態異常のため、成長とともに獲得していく構音に常に影響を与える。口唇裂口蓋裂に見られる構音障害の主たる原因は、次項で述べる軟口蓋などの運動異常であるが、口蓋に存在する鼻腔への穿孔や瘢痕といった形態異常も構音障害の原因となる。

こうした異常構音を口蓋裂言語といい、咽頭破裂音（舌と口蓋で作るカ行音などを、舌根と咽頭で作る）、咽頭摩擦音（歯と舌尖で作るサ行音などを、咽頭と舌根の隙間で作る）、口蓋化構音（歯と舌尖で作る音を、口蓋と奥舌で作る）などがある。

このような先天的な形態異常によるものは、ことばを話せるようになる前に生じる構音障害であるため、成長に応じた言語訓練が必要である。すなわち、矯正治療、外科治療、保存治療、補綴治療などと連携して治療を進め、形態異常による影響を極力抑えることで円滑な構音獲得を支援する必要がある。

②腫瘍に対する手術後の上顎欠損

腫瘍に対する手術後の上顎欠損は、一般的には構音習得後に生じる形態異常なので、構音運動そのものには普通はほとんど異常が見られない。しかし、上顎欠損により口腔と鼻腔がつながり、会話時に空気が鼻腔にもれ、鼻もれ声となる。また、空気をいったん溜め、一気に吐き出して発音する子音がはっきり話せなくなる。

欠損が上顎の半分に及ぶような場合には、母音の構音にも障害をきたし、「い」音が「え」音に聞こえたり、「あ、い、う、え、お」の聞き分けができなくなることもある。日本語は、常に母音を後続させる言語であるため、すべての構音に影響を与えることになる。治療法としては、欠損部を封鎖する義歯を適用し、鼻腔と口腔の分離を行い、構音回復をはかる。

口唇の形態異常

口唇の形態異常には、口唇裂の手術後に見られる緊張した短い口唇、あるいは腫瘍などに対する手術後の口唇欠損などがある。両者とも、上下の唇が触れることで作られる「ぱ」、「ば」、「ま」音(両唇音)などが構音しづらくなる。治療法としては修正術、再建術がある。

舌の形態異常

舌切除後の舌の形態異常によっても構音障害が生じる。切除により舌の容量が減少したり、再建術で逆に容量が増えすぎることもある。これらの形態異常は、舌を上げることによって構音する前・高舌母音「い」音が後続母音となる「イ」段の構音などに障害を引き起こすが、この主な原因は舌の容量ではなく、次項に述べる運動異常であることが多い。

(2) 構音器官の運動異常によるもの

軟口蓋の運動異常

通常マ行、ナ行以外の発音時には軟口蓋の挙上、咽頭後壁側壁の収縮が生じて鼻咽腔が閉鎖され、呼気が鼻腔に漏れることはない。しかし、口唇裂口蓋裂などで軟口蓋の運動異常があると、この閉鎖が行われず（鼻咽腔閉鎖不全）、鼻に抜けるいわゆる開鼻性音になる。たとえば、開鼻性（バナナがマナナ）、子音の省略（カメがアメ）、声門破裂音の出現（破裂音のパ行音などを喉の奥を閉めて構音する）などは、この鼻咽腔閉鎖機能不全が原因で生じるとされている。対処法としては、閉鎖を補助する手術（口蓋形成術や咽頭弁形成術）や、義歯に類似した補助装置（パラタルリフトやスピーチエイド）が適用される。

舌の運動異常

発音時には舌は形を複雑に変化させる。この舌運動を阻害する原因は大きく二つに分けられる。

そのひとつは、舌小帯（舌を持ち上げたとき舌下面の正中に見られるすじ状の帯）の先天性異常である。舌小帯に異常があると（舌小帯短縮症、舌強直症など）舌を上げて、口蓋に接することで構音する「ラ」行音（歯茎音）が不明瞭となる。治療法としては、舌小帯の切開あるいは舌小帯伸展術がある。

もうひとつは、舌腫瘍摘出後の神経麻痺、あるいは皮膚移植による再建などである。手術の範囲や皮膚移植の状況により差はあるものの、舌の運動能力のあきらかな低下により「ラ」行音だけでなく、「イ」段にまで障害が及ぶ。これらに対する治療法は、舌が口蓋と接触できるようにする義歯に類似した補助装置が適用される。

しかし、微妙な動きでさまざまな発音を調整する舌の運動を、形態を変えられないひとつの補助装置で補うには限界がある。実際、ある音を回復できるように調整を行った補助装置が、他の音の構音障害を引き起こす可能性もある。

口唇の運動異常

口唇の運動異常の原因には手術後の神経麻痺などがある。長さなどの形態には異常がないが、動きに異常があるため上下の唇を触れ合せることが困難になり「ぱ」音などの両唇音が発音しづらくなる。治療法としては神経麻痺の回復が考えられる。

その他の運動異常

顎関節の疾患も構音障害を招く。たとえば、開口障害が生じると「ちゃ、じゃ」音など、口の中に息をいったん溜めて、急激に口を開けて発音する音に特に障害が現れる。治療法としては開口障害を引き起こした原因の除去をまず行い、その後に開口訓練、場合によっては外科的手術が行われる。

また、新しい義歯や矯正装置を装着した

サルとヒトと鳥の仲間はずれは？

サルとヒトと鳥のなかで仲間はずれを探せ、といわれたら何を選ぶだろうか？ サルとヒトは似ているので、答えは「鳥」？ いいえ、実は、答えは「サル」なのである。なぜだろうか？

直立したヒトの声道は口腔と咽頭腔の二つの共鳴腔が直角につながっていて、分離されている。鳥も似た形態を持つが、サルはこの分離が明瞭ではない。だから、類人猿が人間と同じ脳を持ったとしても、発声器官の形態そのものが違うので、鳴き声以上のものを発することができないのである。

では、ネアンデルタール人はどんな声をしていたのだろうか。彼らの声道はくびれのないものだったと言われているので、赤ちゃんの喃語に近い声を発していたと考えられる。しかし、これが進化の過程で徐々に伝達能率をあげる音となり、言語を作り、文化へと発展した。考えてみれば、壮大な話である。

直後の違和感、舌痛症、局所麻酔後の舌や口唇に生じた感覚麻痺など口腔内に異常感を覚えると、ことばが「舌足らず」になったり、「つっかえてしまう」ことがある。治療法としては、症状に応じて義歯の形態や材質を変更したり、場合によっては薬物療法で対応することもある。

4 ことばに対するこれからの歯科医療

すでに述べたように、「話すこと」の障害には高次脳機能障害、言語発達障害、音声障害、構音障害などがある。そのため、歯科治療だけで「話すこと」の障害すべてに対応できるわけではない。したがって、患者が「話すこと」の障害を訴えている時には、どこに原因があり、障害がどの程度なのかを知る必要がある。そのためには客観的な評価法の確立が必須である。場合によっては言語聴覚士への依頼、耳鼻咽喉科や口腔外科専門医などへの紹介も必要となろう。

現在、構音障害の評価法として、発語明瞭度検査や会話明瞭度検査があり、特別な機器やソフトウェアを必要としないため、頻用されている。しかし、これらの評価法は人の耳に頼る評価法であり、厳密な意味での客観的な評価法ではない。

客観的な評価法の確立に向けて、さまざまな音響分析が応用されている。たとえば母音では周波数分析を行い、数値で評価をすることが可能となっている。一方、子音は母音に比べて複雑なため、音響学的評価を行うことは困難をきわめている。最近、発語明瞭度検査や会話明瞭度検査をコンピュータによる音声認識技術を導入して行う試みがなされている。

5　聞こえる音、聞けない音

しかし、「話すこと」の評価を行うにあたって、どんな機器測定を行っても、そしてどんなに耳を澄ましても聞こえない音がある。たとえば自分の声をテープレコーダに録音した場合、自分の声ってこんな声なのだろうか、と思った経験があるだろう。

動物の鳴き声と人間の言葉の違い

動物のいわゆる「鳴き声」と人間の「言葉」とは異なる発声行為である。動物の鳴き声は、感情にともなって自動的に発せられる「情動発声」であり、ヒトの言葉は、情動とは独立の「随意発声」である。

ヒトの他に、この「随意発声」ができる動物は、鳥の一部と鯨の一部のみである。これらの動物は、空を飛ぶときや水に潜るときなど、呼吸を自在にコントロールしながら声を発するように進化した。そして大脳の随意運動の中枢と、延髄の呼吸や発声を司る中枢とが直接つながっているのは、これらの鳥や鯨の仲間の一部と、ヒトだけであるらしい。類人猿やサルでは、この結合は見つかっていない。

人間が言葉を喋るようになった理由は、まだ謎である。しかし、こんな口の働きを司る脳神経系のしくみに起こった、ちょっとした進化上の偶然が、そのきっかけだったのかもしれない。

実は、話し手は「自分自身の声」を二通りの経路で聞いている。ひとつは口から出た自分の声が空気を伝わって耳に伝わる気導聴力であり、もうひとつは頭蓋骨を通して直接耳に伝わる骨導聴力である。テープに録音された音は気導聴力のみなので、違和感を覚えるのである。

つまり診療においては、患者の「話すこと」への不満や要望が、気導聴力と骨導聴力の違いから生じていることを認識する必要がある。

6 楽器と補綴治療

プロのクラリネット奏者が演奏時の自分の音への不満を主訴に来院した。診査したところ、歯周病とクラリネット演奏時の過度な負担のために、前歯の動揺が認められた。そこで動揺歯を抜去後に義歯を挿入し、さまざまな音響分析を行いながら義歯の調整を行ったが、その最終的な形態の決定は演奏家自身の判断に頼ることとなった。プロの聴覚の卓越した能力もその理由であったが、われわれの耳あるいは機器測定では義歯とクラリネットが接することで生じる骨導音の評価が加味できないためである。

ちなみに、患者本人の「耳」にたより義歯の最終形態を決定した結果、経過は良好であり、その後も支障なく演奏活動を続けていることは嬉しい限りである。

7　歯科医院は「話すこと」のメンテナンスの場所である

「声」や「音」への関心を深めることは「話すこと」への関心を深めることにつながると考えられる。たとえば学校教育の中で、声帯に負担をかけずに話すことを啓発してはどうかと思う。というのは、日本語は常に母音が子音に追随し、他の言語に比較して声帯の負担が大きい言語といわれているからである。

まず幼少期に「話すこと」を行う器官を大切にすることを意識すれば、歯科医院という場所も、単にむし歯を治す場所という概念から、「話すこと」に必要な器官のメンテナンスの場所、という認識に変わるかもしれない。「話すこと」に対して気を配り、美しい日本語を大切にする人が増える社会になることを心から望んでいる。

（谷口　尚・隅田由香）

（参考文献）
亀田和夫『声と言葉のしくみ』口腔保健協会、一九九六年

9　美容と歯科医療

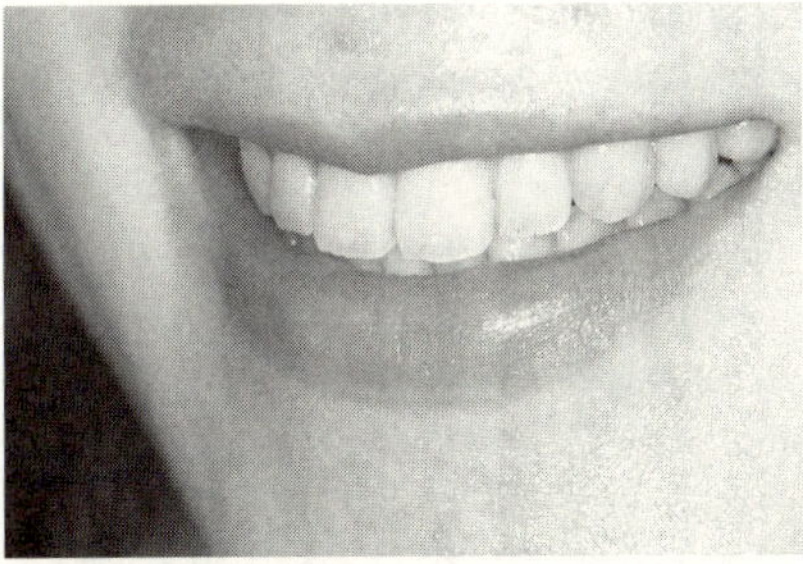

唇と調和のとれた白くきれいな歯は，笑顔の必須条件

1　きれいに見えるための歯科医療とは

明眸皓歯《めいぼうこうし》ということばがあるように、目と歯は顔の印象や雰囲気を作り出すのにとても影響のあるパーツである。歯や口元の形、歯並び、歯の色、歯ぐきの色、唇の形などが歯科に関連しているが、歯の並び方によってほほのふくらみなどにも関係してくる。

しかし「きれい」とか「美しい」という評価はそれぞれの人の好みによってきめられるので、絶対的なものはない。一般的に「美しい」とされているものでも、時代によって変化することはよくあるし、国や地域によっても美の基準はかなり異なる。

歯の形や色だけでなく、昔から歯科の治療では自然に戻すということを中心に考えられてきたようである。したがって、総入れ歯の場合でも見た目に違和感がないように、また口元のさまざまな手術にしても「自然な感じ」にすることが目標になっていたようである。

自然であることはすなわち機能的にも調和がとれており、「機能美」にもつながる。こうしたことは「違和感がなく」、「調和していて」、「きれいに見える」ことにつながるわけで、最近では、「審美歯科」ということばが使われるようになってきた。

しかし歯科治療においては病気の治療と機能の回復が最重要課題であったにもかかわらず、「きれいに見える」という結果はいつも求められていたことで、実際にはそういう要求を満たしてきたといえる。つまり歯科治療とは、「きれいに見える」ことをいつも考えながら行われているのである。

昔から入れ歯などの歯の形や配列で目標とされてきた形態も、決して画一的でなく、患者の顔の形に調和のとれたものが提案されてきた(図9-1)。一般に、四角い顔の人には四角い歯、細長くとがった顔の人にはくびれた形態の歯が調和するとされている。また女性には男性の歯と比べて、少し小さめで丸みを帯びた歯が一般的で、入れ歯などでもそうした基準で歯を選ぶことが多くなる。

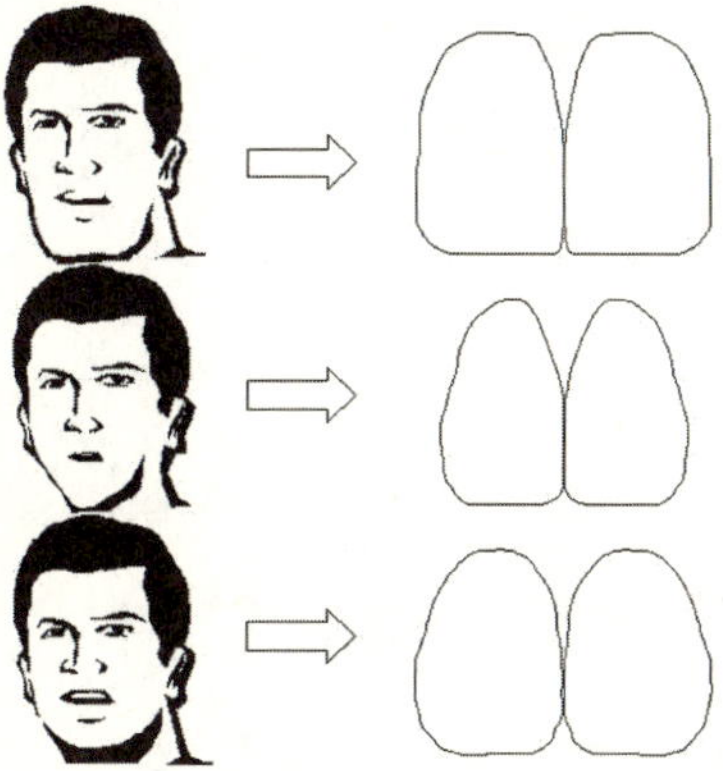

図 9-1 顔の形によって違和感のない歯の形を選択する

自然美、機能美から個性美へ

このようないわば自然美、あるいは機能美とは異なる「きれいに見える歯」を希望する人が増えている。機能にはあまり不自由を感じていないけれど、自分の歯の色が気に入らない、形や並び方が気に入らないという人がたくさんいる。周囲の人から見ればそれほど気にならないような場合でも、本人はとても気にしていることもあれば、その逆の場合、すなわち周囲の人がとても気にしているのに本人はなんとも思っていない、などということもあるようである。

つまり、「きれい」とか「美しい」という判断は非常に主観的かつ情緒的な評価であって、はっきりとした基準を求めるのが難しい事がらなのである。

したがって、「きれいに見えるかどうか」の判断の違いは、患者と歯科医師との間でも生じる。歯科医師がきれいと感じるもの、かくあるべきと教育されてきたことが、必ずしも患者の感覚と一致するとは限らない。

患者の希望は、機能美や自然美と異なり、個性美というべきものである。誰にでも個性美を求める権利はあるのだから、大いに主張すべきだと思う。機能を損なう危険がないのであれば、できるだけ患者の希望にそった結果を提供するということは、これまでの歯科治療の中では十分に行われてこなかったことかもしれない。

幸いにも最近では、患者からも積極的に希望をいえる環境ができている。今後は十分なコミュニケーションのもとで、治療が進められてゆくと思う。ただし、個性美といっても時代や社会には流行というものがあり、結果として個性がなくなったり、自然回帰になることも多いが、いずれも患者自身が求めた美というところが大きな違いである。

ただ病気を治し、健康な生活を送るだけでも人生はすばらしいものであるが、自分を美しく見せたい、若々しく見せたい、ということも人間の否定しがたい欲求である。また歯が気になって人前で笑顔を作れないという悩みを聞くこともある。こうしたことは、まさにその人のQOL(生活の質)にかかわる問題である。従来の医療の側面に加えて、「審美歯科」は時代の要求に応え、ひとびとのQOLの向上に貢献する分野ということができる。

歯並びについては第4章にゆずることにして、ここでは、歯の色と形を改善する歯科治療を中心に話を進めることとしたい。

歯科治療はすべてオーダーメイド

歯の色、形、歯並びの改善についていえば、現在の歯科治療の技術で十分可能である。歯の色の改善にはさまざまな方法があり、まったく歯を削らない方法としては、漂白法(ブリーチングあるいはホワイトニングとも呼ばれる)と、歯の表面に皮膜を塗布するような方法(マニキュアのようなもの)も登場してきた。

歯の表面を少しだけ削って、そこに薄い歯の殻のようなものを貼り付ける方法もある(図9-2)。ベニヤという治療法だが、貼り付けるものの材質によって、ポーセレンベニヤとか

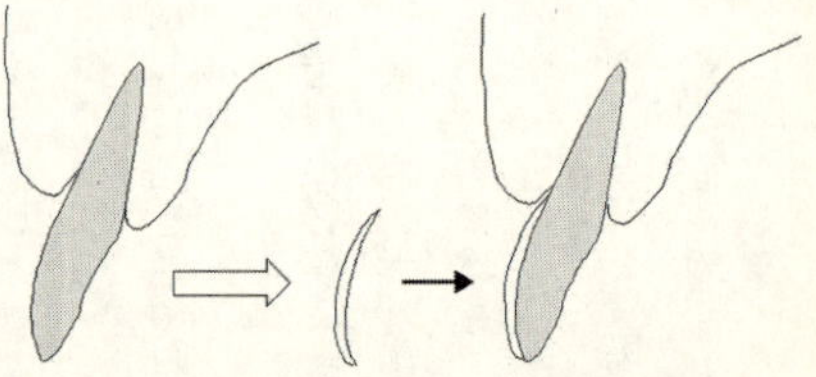

図 9-2　歯の表面を少し削って白い殻を貼り付けるベニヤ修復法

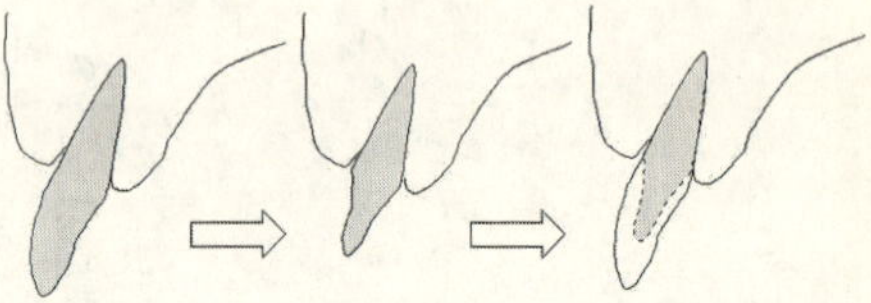

図 9-3　歯の周囲全体を削って白いクラウンをかぶせる方法．歯を削る量は多い

レジン（樹脂材料）ベニヤと呼ばれる。この方法は通常は歯型をとって、歯科技工士が作ったものを接着する方法がとられているが、最近ではレジンの性能が向上し、直接歯に貼り付ける方法も可能になっている。さらに、歯を削って適切な色と形のクラウン（冠）をスッポリとかぶせてしまう方法もある（図９－３）。この方法だと歯の形だけでなく並び方まである程度改善することも可能になる。

これらはすべて歯のもつ機能を損なわないように、あるいは機能をさらに向上させるように、細心の注意を払いながら行われている。歯の形や色だけでなく、噛み合わせや顎の動き方など、すべての人が独自のものを持っている。そこに人工物を調和させてゆくのだから、まさにオーダーメイド治療といってよいだろう。

個人の持つ遺伝子診断に基づいて治療を行うオーダーメイド医療ということばも使われるようになってきた。しかし、歯科治療はすべてが昔からオーダーメイド治療であり、歯科医師や歯科技工士の職人としての技《わざ》や感性に依存する部分も非常に多い、特殊な医療分野なのである。その中でも、いわゆる「審美歯科治療」はその傾向が強い分野といえる。

2 白い歯の魅力

歯がきれいに見えるのはどんなときか、想像していただきたい。たいていは笑顔のときである。笑顔はたいてい輝いてみえるし、楽しそうで、明るい雰囲気をかもし出す。その人をさらに魅力的にみせてくれることもある。白くてきれいな歯を持っていると、人前で歯を見せることにも抵抗なく、笑顔を振りまくこともできる。白い歯が好まれるのは当然のことかもしれない。

白い歯がもてはやされるのは、「芸能人は歯が命」とか「白い歯っていいな」などと、歯磨剤のテレビコマーシャルなどでそうした風潮が作り出されたせいもあるのかもしれないが、ほとんどの人は、歯は白いほうがいいと思っているのではないだろうか。

ただし、実際は歯の色は千差万別であって、ひとりひとり微妙に違うのである。これまでは、肌の色が濃く、瞳や髪の黒い人には、比較的濃い色の歯が、一方、肌の色が白く、瞳や髪の毛が白い人には明るい色の歯がよく調和するというのが一般的な認識だった。しかし、最近では誰もがとても明るい色の歯を希望するようになってきた。

歯は白いといっても、真っ白ではない。表面のエナメル質というやや透明な材質に覆われた象牙質が、まさにアイボリーホワイトなので、その色が透けて見えると歯は真っ白にはならない。さらに加齢とともに象牙質の色は黄色みを増してくるので、歯の色は濃くなってくる。

つまり、「年をとると歯は黄色くなる」という現象が起きるわけである。美白ブームと並んで、「アンチエイジング」もまた注目されていることばである。いつまでも若々しくありたいというのは人間の欲求としては当然のことだろう。歯は白いほうが、やはり若々しい印象を与えてくれる。歯を

サルに歯を見せるのは、要注意?


犬歯(通称糸切り歯)は、大きくて尖っていて目立つので、これをチャームポイントにしていた有名人が、噛み合わせが悪いからと無断で削られて、訴訟騒ぎになったという話もある。また、噛みつきを売りものにしていたプロレスラーは、リング上で歯をヤスリで研ぐパフォーマンスで有名だった(ただし、硬いエナメル質を削り取ってしまうと、やわらかい象牙質が露出するので要注意)。

野生の成熟した雄サルは、別の個体と出会ったとき、口を開けて牙をむいて相手を威嚇し、自分の方が強いと主張する。このとき、上下の牙を研ぐようにこすりあわせ、音をたててみせることもある(ちょうど、かのプロレスラーのように)。だから、山でサルと出会ったとき、ニッコリ笑って歯を見せるのはご用心。「笑う」ことを知らない野生の相手は、牙をむかれたと誤解して怒り出すかもしれません。

白くするのは、白髪を染めたり、かつらをつけたり、またシェイプアップに励むのと同じことといえるかもしれない。

白いはずの歯が白くない、そんな状況はさまざまな原因で生じてくる。先ほど述べた加齢のほかに、歯の神経が生活力を失ってしまう、つまり神経を取ったり、神経が死んだ歯になると、色が濃くなってくる。

また、小児期にある種の抗生物質を服用すると、濃い茶色や灰色に変色した永久歯が生えてくることがある。これは、歯が顎の骨の中で形作られている時期に服用した薬の成分が、蛍光色素として歯に取り込まれることで生じるものである。ほとんどすべての歯、もしくは多数の歯に同じように現れることが多く、横縞模様になることもある。これらは歯の内部の構造物が変色しているからで、この場合は、いくら歯を磨いたところで白くなることはない。

3　漂白（ブリーチング、ホワイトニング）

最近ではホワイトニングという言い方のほうが一般的になってきたようだが、いわゆる歯の漂白は世界中でとても広く普及している。歯科医院内で処置を行うものをオフィスホワイトニング、歯科医師や歯科衛生士の指示に従い患者が歯科医院外で行うものをホームホワイトニングという。現在のところ、オフィスホワイトニングでは少し不透明な白さとなる傾向があり、ホームホワイトニングの方がより自然な白い歯にすることができる。

このほかに、歯の神経の入っていた部分に漂白剤を入れて密封し、一定期間歯の内部から漂白剤を作用させる方法もある。この方法はウォーキングブリーチとよばれ、古くからわが国でも保険診療に導入されていた。ただし、神経を取る処置が前提なので、健康な歯に対してはあまり推奨できる方法ではない。ホワイトニング先進国の米国では、スーパーやドラッグストアでさまざまなホワイトニング商品が売られており、それぞれに効果はあるようだ。

ホームホワイトニングは効果的であるだけでなく、患者の時間的な負担も少ないので、最も広く受け入れられている。場合によっては、これにオフィスホワイトニングを併用することも効果的である。

いずれも原理は簡単で、歯の内部の色素を含む沈着物を薬剤によって分解することで、歯が白くなると考えられている。使用されるホワイトニング剤は、過酸化水素、または過酸化尿素で、両者を配合したものもある。これらの過酸化物から発生したフリーラジカルという不安定な物質が、歯の内部にある着色成分と反応して分解すると考えられている。

先に述べた、薬の服用によって変色した歯に対しては、軽度なものであればある程度の効果は期待できるが、残念ながら漂白法でも程度の激しいものには効果がないこともある。

ホームホワイトニングは、歯科医院で自分の歯型にあったホワイトニング剤を入れるためのトレーを作製し、患者がトレー内にホワイトニング剤を入れて、自分で歯に装着する方法である。使用する薬剤の成分や濃度により、装着時間や期間は異なる。通常は一日二時間の装着、二週間程度で患者の満足が得られる結果となる。

副作用としては、象牙質知覚過敏症といって、冷たい水などに対して歯が痛みを感じやすくなるという変化が現れることがある。ただしこの変化は自然になくなったり、一時処置を中断すれば改善されることが確認されている。

健康な歯を削るのは患者にとって決して嬉しいことではないし、歯のためにも良いことではない。歯を削らずに白くきれいにできるホワイトニングは、わが国においてもさらに一般的になってゆくに違いない。

4　審美と接着材料

審美修復の技術は、ポーセレンやレジンなどの材料の性能、これらを使用する歯科技工士の加工技術、これらを歯に取り付けるための接着技術、歯を削り、型を取り、調和のとれた嚙み合わせを作ってゆく歯科医師の技術などにより支えられている。特に近年の接着材料の性能の

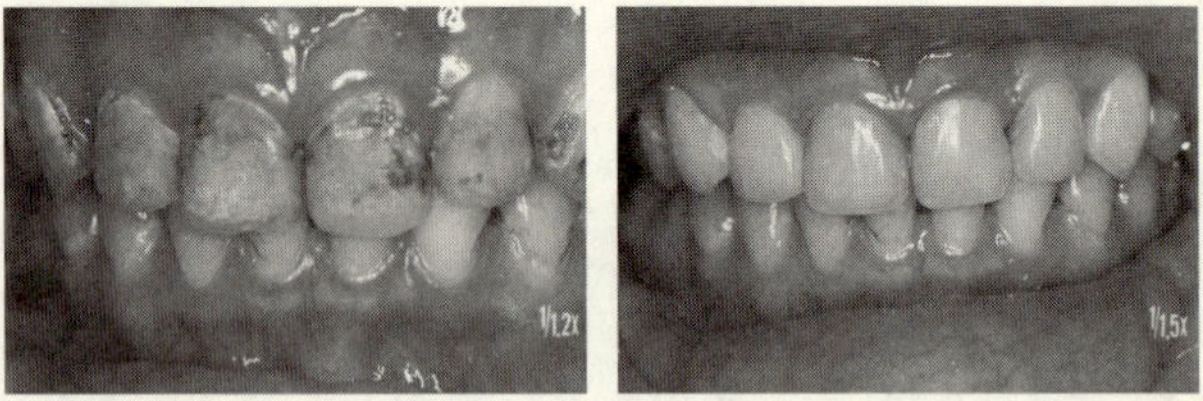

a　　b

図 9-4　a 治療前：むし歯がたくさんある
b 治療後：接着材とレジンを使ってその場できれいな外観にすることができる．歯を削るのはむし歯の部分だけ

向上によって、こうした歯の治療法は大きく変化してきた。

歯科用の接着材料は、口の中という特殊な環境で使用されるため、単純に瞬間接着材を使用するというわけにはいかない。特に、水を含む歯に接着させることは大変なことである。また、接着した後もいつも水に浸けているようなものであるから、剝がれ落ちてしまいやすい。

こうした難題を解決し、口の中でも強力に長期間接着が維持できるような材料を世界で最初に開発したのが、日本の研究者であり日本の企業であった。それは約二五年前のことであるが、今でも日本の歯科用接着材の評価は高く、欧米をはじめ世界中で多くの歯科医師に使われている。

接着材を使用することの利点はたくさんある。まず歯に付けた物がはずれないということである。従来はセメントというって歯に接着しないペースト状のものでクラウンなどを歯に付けていた。そのため、取れにくいように歯をたくさん削ってクラウンなどをがっちりとはめ込むような設計が必要だっ

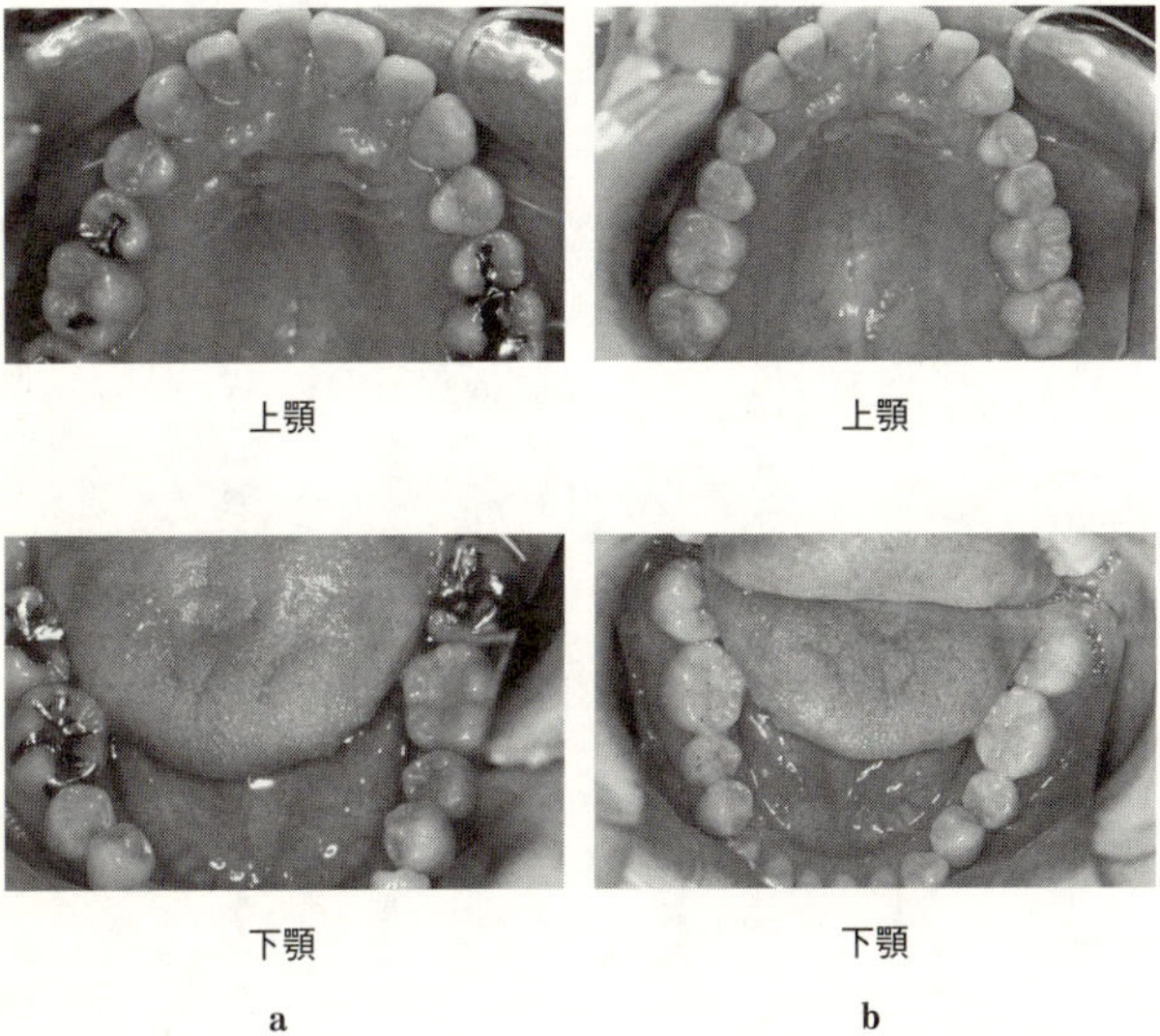

図 9-5　**a** 治療前：奥歯にはアマルガムや金属の詰め物が主流だった
b 治療後：接着材とレジンを使って自然な歯の色になった

た。それでも、セメントが固まった後、クラウンや詰め物が取れてしまうことがあった。

優れた接着材を使用すると、歯をたくさん削ってクラウンや詰め物をがっちりとはめ込むという設計は不要となる。そのため、むし歯の治療では、従来むし歯に冒されていない健康な歯の部分まで削っていたのが、むし歯に冒された部分だけを取り除いて治療することができるようになった。これは非常に画期的なことで、ほとんどのむし歯の治療に際してはあまり痛みを感じずに、麻酔の注射も必要なく行うことができるようになった。

これは痛みを感じやすい健康な歯の部分を削る必要がなくなったからである。この治療法を世界で初めて提唱した総山孝雄(故人)は、米国歯科医師会から大変名誉ある学術賞を受賞した。

歯をたくさん削らないということで、型をとる必要も減少し、歯と同じ色のコンポジットレジンを使って一回で治療することも容易になった。さまざまな色や透明感のレジンが用意されているから、大変きれいで自然な外観になる(図9-4)。

かつてレジンは、変色する、すり減る、割れるといったトラブルがあったが、一五年ほど前に、光で固まるレジンが開発され、それ以降非常に安定で丈夫なものとなった。現在では、前歯だけでなく、奥歯にもレジンが使用されるようになり(図9-5)、米国では奥歯の治療の主流となっている。

5 保険でできる? 白い歯の治療

白い歯の治療は保険ではできないと思われているが、レジンによる治療は多くが保険でカバーされている。しかしながら奥歯に対するレジンによる治療は、日本ではそれほど普及しているとはいえない。その理由は、日本の歯科医療の制度によるものである。つまり、レジンによる治療は保険でできる治療になっていることが、その普及を妨げている。

というと不思議に思われるかもしれないが、保険で決められている治療費が安すぎることに問題がある。材料費が高額で、高度な治療技術を要し、さらに治療時間もかなりかかるが、それに見合った治療費の設定でないことから、この治療法を選択しない歯科医師が多くなってしまう。

具体的には、米国では二万円から五万円くらいの治療費で広く普及しているものが、日本では保険が適用されるため、約三千円の治療費に定められていて、患者の負担額はその三割の約一千円ということになる。それでも保険で奥歯までレジンで丁寧な治療を受けられる歯科医院も徐々に増えてきていることは朗報である。

セラミックスを使ったものや、一部のレジンは保険が適用されないので、一本数万円から一〇万円という治療費になることもある。材料費、高度な技術を習得した技工士への経費、じっくりと時間をかけた丁寧な治療とそれに要する時間などを考えると、決して不合理な治療費ではないが、日本では保険による治療費が極端に低額なため、そのギャップが大きく、非常に高額な印象を受けるのかもしれない。

タイやロシアなど、日本よりも物価や生活費がはるかに安い国でさえ、日本の保険による治療費より高い値段で行われている。特に高級な歯科医院ではなく、国立の病院でさえそういう状況である。

漂白については、ウォーキングブリーチという、歯の神経の入っていた部分に漂白剤を詰めて一定期間内部から漂白する方法は保険適用で、一本四〇〇円という非常に低額な料金が定められている(患者の負担額はその三割)。その他の漂白法は保険適用外である。

歯科の保険と自費診療については複雑でわかりにくいといわれるが、通常の治療はほとんどすべて保険適用となっている。いずれもじっくりと患者に説明したり、万全の治療を行うだけの十分な時間をかけると、保険で定められた治療費では採算が取れないことが多い。

納得のできる治療を行いたいために、あえて保険を適用せず、自由診療に切り替える歯科医師も増えてきた。納得のいく治療を受けることができ、十分な治療時間をかけた丁寧な治療が受けられるように、保険制度を含めた、歯科医療のあり方を根本的に見直す必要がある。

(田上順次)

10　最新の治療法

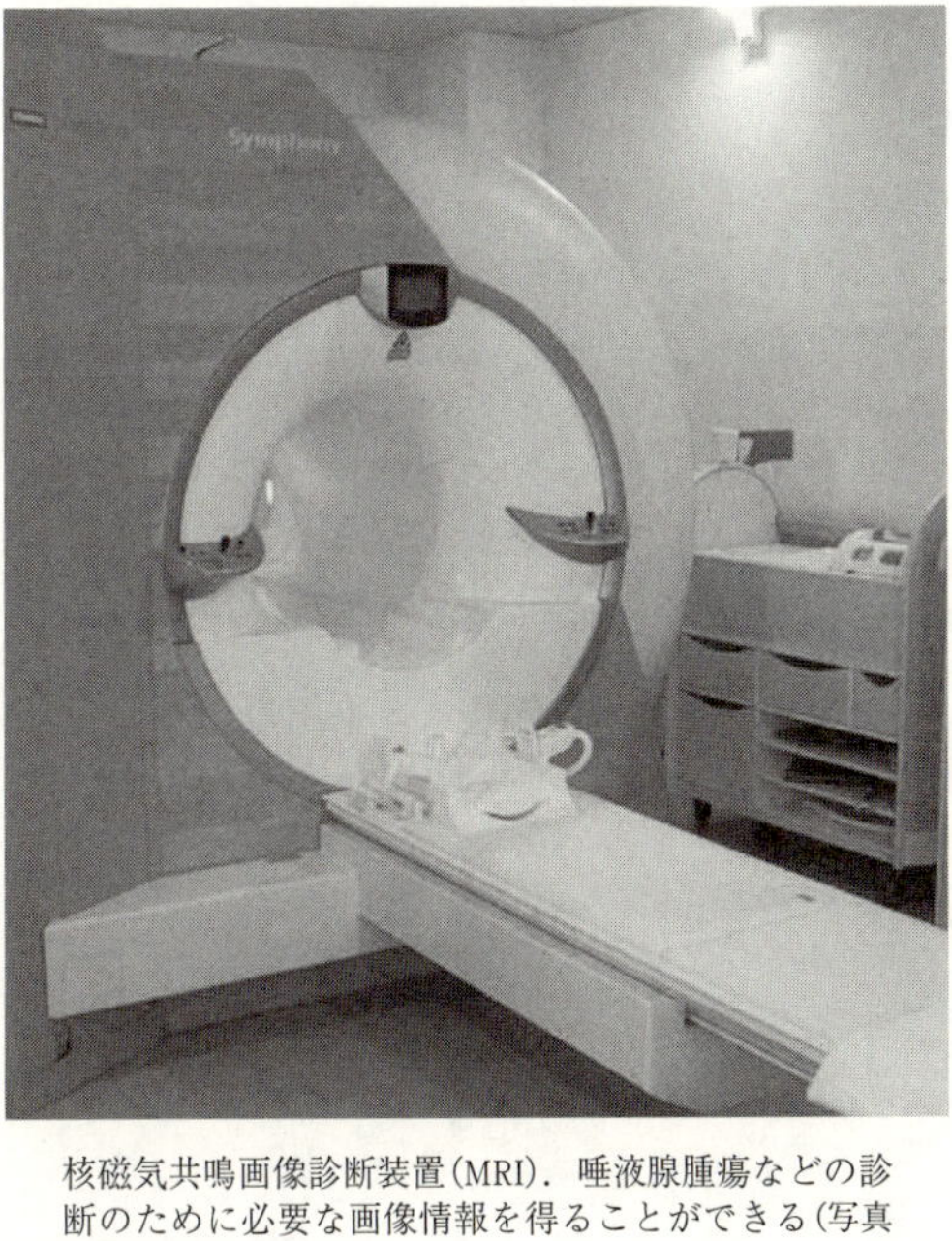

核磁気共鳴画像診断装置（MRI）．唾液腺腫瘍などの診断のために必要な画像情報を得ることができる（写真提供：佐野司教授）

1　レーザー治療法

レーザーの性質

レーザーは、Light Amplification by Stimulated Emission of Radiation（電磁波の刺激放出による光の増幅）の頭文字（LASER）をとった造語であり、単一の波長、方向、位相（足並み）をもつように作られた、人工的な光である。

単一の波長をもつので、単光性であり、さまざまな波長が混ざっている太陽光や電灯の光とは異なるものである。光の色が目で捉えられるレーザーもあるが、目で見えないものもある。

波長が単一であるということは、光がほとんど拡散しないで、どこまでもまっすぐ進む性質をもっていることを意味する。これを利用したものの一つに、講義などで良く使われているレーザーポインターがある。

波長が単一で、位相も方向も揃っている光なので、レーザー光は非常にエネルギー密度が高い。また、太陽光が散乱線であるのに対し、レーザー光は方向が一定であるので、レンズによって集光するとさらに強力なエネルギー密度を得ることができる。

歯科で使われるレーザー

レーザー光を発生させるのが発振体で、レーザー光の波長は発振体となるレーザー媒質によって決定される。歯科領域ではさまざまなレーザーが治療に使われているが、これらは、発振体の媒質の名称によって、アルゴンガスを媒質に用いるアルゴンガスレーザー(波長〇・四七マイクロ・メートル)、炭酸ガスを用いる炭酸ガスレーザー(波長一〇・六マイクロ・メートル)、近赤外線領域の媒質を用いる半導体レーザー(波長〇・八一マイクロ・メートル)、のように名前がつけられている。

ソフトレーザーとハードレーザー

ソフトレーザーとハードレーザーということばをしばしば耳にするが、両者はどう違うのであろうか。

ソフトレーザーは極めて出力が弱く、身体の組織に蒸発や発散などの激しい変化を与えないレーザーであり、低出力レーザーとも呼ばれている。つまり、生体に吸収されずに高い透過性を示すレーザー波長を用いて、生体の深部までレーザー光を到達させるものである。ソフトレーザーは、歯科領域では象牙質知覚過敏症、口内炎、顎関節症、抜歯後の疼痛緩和等に使用されている。

一方、ハードレーザーは比較的出力が強く、組織の凝固・蒸散などの変化を引き起こすので、切削や切除を目的として使用され、高出力レーザーともいう。これは、生体に吸収されるレーザーによって生体表面を急速に加熱するもので、炭酸ガスレーザーなどがこれに相当する。ハードレーザーは、むし歯の軟化象牙質の除去、メラニン色素の除去などに使用されている。ソフトレーザーとハードレーザーの境界となる出力は五〇〇メガワット付近といわれている。

今後の歯科領域への利用

歯科用レーザーは、①疼痛緩和(象牙質知覚過敏、口内炎など)、②外科的応用(軟組織の切開、切除、凝固など)、③歯周病の治療への応用(ポケット内照射、歯石除去など)、④硬組織への応用(むし歯予防、歯質の切削)、⑤歯内療法への応用(根管治療、歯髄保護など)などに利用されている。

治療にあたって、できるだけ患者への刺激や傷害を少なくしようという考え方が普及しつつある(ミニマル・インターベンション)。このような観点から、レーザーはむし歯の病巣除去のため(健康な歯質をできるだけ残して、病巣のみを除去する)、外科用メスの代わりとして(出血しても即座に焼き切って止血できる)、創傷治癒の促進のため(ソフトレーザーによる組織の活性化)などを中心に、歯科治療の中で今後、広く利用されていくものと思われる。

2　コンピュータを使った治療法(CAD/CAM)

CAD/CAMシステムとは?

CAD/CAMとはコンピュータを使って設計から生産までの工程を効率的に行うことを目的としたシステムであり、Computer Aided Design/Computer Aided Manufacturingの頭文字を略したものである。このシステムは一九五九年頃に開発され、八年後には米国ロッキード社によって設計図のコンピュータ化が始まり(これがCAD/CAMの原形ともいえるCADAMである)、生産工程をもつ多くの企業がこれに追従した。

歯科では南カリフォルニア大学のデュレットが一九七〇年代初頭に基礎的な研究を開始し、八〇年代にチューリッヒ大学のモルマンがセラミックインレーを作製するためのCEREC(シーメンス社による最初のモデル)を開発し、市販されるようになった。簡単にいうと、歯科の治療や診断にコンピュータを導入し、設計や修復物の作製を行おうというものである。

通常のむし歯治療との違い

通常の歯科治療において、むし歯の治療をする場合、歯科医師がどのような形に歯を削るの

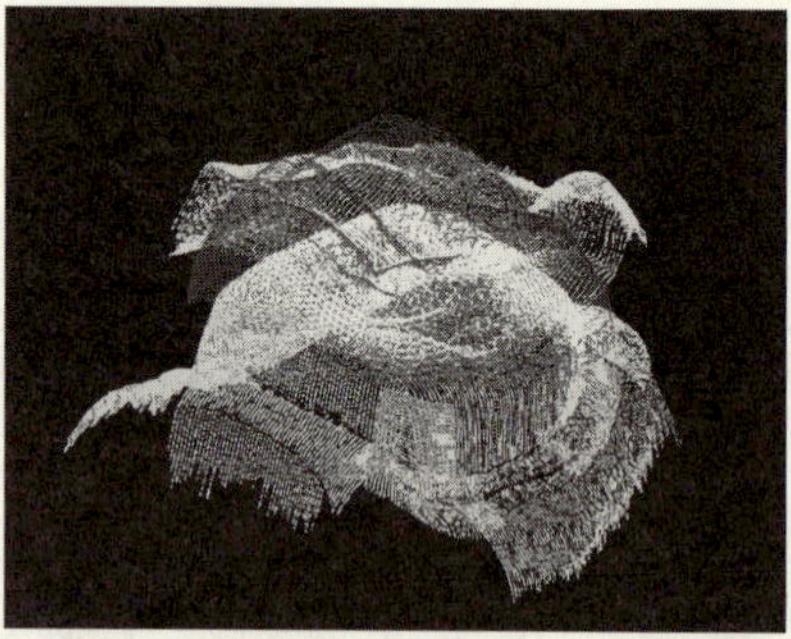

図 10-1　CAD/CAM. コンピュータによる歯の印象面と対合関係を示す写真（写真提供：高瀬保晶氏）

かを判断する。そしてタービン（高速切削器具）を使って、歯に穴（窩洞）を形成し、この窩洞の形を模型に置き換えて再現するために型（印象）をとる。その後、技工室で石膏模型の上で、窩洞の形に沿ってワックス（蠟）で窩洞の穴を埋めるような鋳型を作る。この鋳型のまわりを石膏（埋没材）で固めた後、ワックスを熱で溶かし、できた空洞に金属を流し込んだものがメタルインレーである。磨いてきれいにしたメタルインレーが、口の中に装着されて治療が完了するわけだが、それまでには非常に精密で複雑な操作が必要である。

しかし、CAD/CAM システムでは、コンピュータが窩洞の設計を行い、その設計に準じて窩洞を形成し、コンピュータの指示に従って、機械が金属塊を削り、その場で口の中に装着することができる。このため、複雑な操作を省略し、歯を削ったその日に装着が可能となるなど、治療のスピードアップをはかることができる。以前は、このシステムには精度の問題があったが、これも徐々に解決されてきている（図10－1）。

現状と今後の課題

さらに近年、コンピュータ上に表示される画像をチェックし、ボタンを押すだけで、印象採得から修復物の完成まで自動的に行えるシステムもある。この方法では、熟練したCAD/CAMオペレーターを必要としない。修復物の材料も初期は金合金やチタンなどの金属を対象としていたが、NC機器（数値制御で切削できる機械）および材料の改良によって、ポーセレンやコンポジットレジンなども歯冠修復物（フルクラウン）として加工することが可能となってきている。

現在、日本では三社のCAD/CAM製品が市販されているが、歯科におけるCAD/CAMは歯科医師が形成した切削面に対し、修復物をいかに適合させるか、また噛む機能をはたせるか、噛み合わせ面の形態をいかに再現させるかなど、一般工業界のCAD/CAMにはない要素を組み込む必要がある。今後、CAD/CAMを利用した治療法は、これらの問題点を解決し、さらなる進化を遂げるものと予測される（図10－2）。

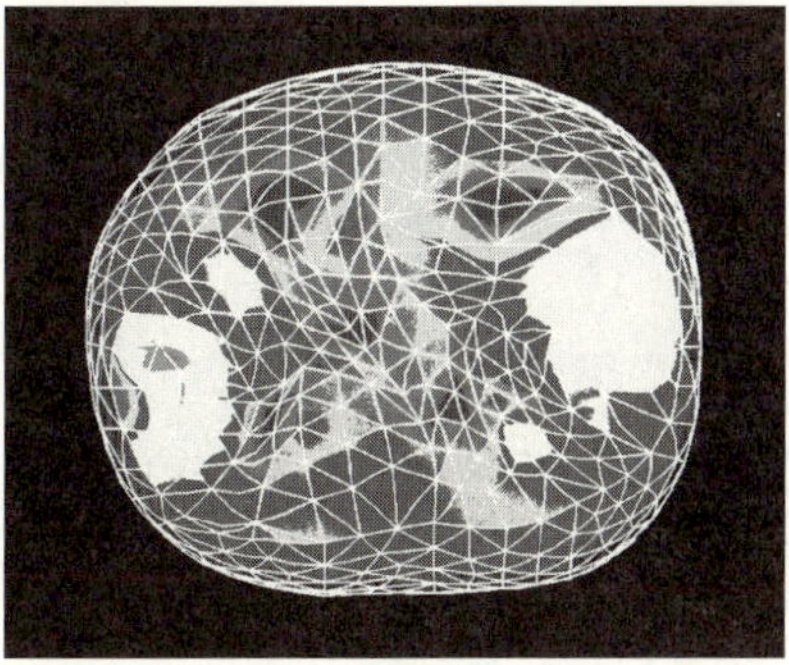

図10-2 CAD/CAM. コンピュータによるフルクラウンの完成予想図（写真提供：高瀬保晶氏）

3　歯科画像情報

歯科領域における画像診断法には、古くから口内撮影、パノラマ撮影、セファログラフィなどの単純X線撮影があり、これらによってさまざまな情報が日常的に臨床に提供されている。これらに加えて、近年、歯科臨床に応用されているのがX線コンピュータ断層撮影装置や核磁気共鳴画像診断装置などの画像診断装置である。

(1) X線コンピュータ断層撮影装置(X線CT)

X線撮影からX線CTへ

人体の横断面にX線束をあらゆる角度から照射し、人体を透過してきたX線の減衰率を測定して、コンピュータにより画像化するものである。簡単にいうと、X線とコンピュータを用いて身体の輪切りの画像(断層像)を撮影する装置である。この装置は、略してCTと呼ばれることが多いが、Cは computer の頭文字であり、Tは tomography (断層像を撮影する装置や方法)の頭文字をとったものである。

従来のX線撮影では骨、歯、肺など、コントラストのつく臓器・組織や造影剤を注入できる消化管などの診断はできるが、脳や肝臓など実質臓器の変化を知ることはできない。しかし、一九七〇年代に出現したこのCTは、肝臓の腫瘍や脳の出血等を画像として表すことができる画期的な装置である。現在、歯科領域では、顎関節症や顎変形症の診断のみならず、インプラントを埋入する場合の顎骨の診断等に用いられている。

ヘリカルスキャンCTの登場

CT技術は年々進化を遂げ、一九九〇年には新たな技術が導入されて、ヘリカルスキャン(らせん走査またはスパイラルともいう)CTが誕生した。

従来のCTでは、一断面の撮影をしては寝台を移動し、次の断面を撮影するという方法であったので、長時間を要した。しかし、ヘリカルスキャンCTは、患者を一定速度で動かしながら、X線管と検出器を連続的に回転させて、らせん状に撮影し、頭から足まで幅広い範囲のデータを一度にとってしまうという方式である。これによって、連続する三次元データが得られるようになり、検査効率も飛躍的に向上した。

ヘリカルスキャンCTの出現と発展によって、CTは横断面だけを撮影する装置(二次元CT装置)から三次元画像データ(ボリュームデータという)の収集が可能な装置(三次元CT装置)に変わったことになる。得られた三次元画像データをコンピュータで処理して、再構築した画像を表示することができるのである。

歯科領域では、CT画像から顎骨の成分だけを抜き出して再構築した画像を作り、外科手術や矯正治療の術前の処置計画を支援したり、術後どうなるかのシミュレーションを表示することができる。これらの画像は、正確な処置を可能にするだけでなく、患者へのインフォームドコンセントにもきわめて役に立つものである。また、歯根嚢胞、歯周病、口蓋裂、埋伏歯などの診断のために貴重な画像情報を提供することもできる。

さまざまな新技術と歯科への応用

さらに近年は、マルチスライスという多列の検出器を使った新しい技術が実用化されている。これは、検出器を多段階化することによって、従来の数回分の画像データが一度に収集できる装置である。撮影スピードの高速化とともに、総合的な検査効率の向上に大きく貢献している。

一方、ヘリカルスキャンやマルチスライス方式とは異なり、二次元平面状の検出器に円錐状のX線を照射することにより、一回転で対象とする領域の三次元画像データを収集するコーンビーム方式のCTも報告されている。この方式を歯科用CTに応用した装置も開発されている。

道具の発達と人類の進化

歯科医院を受診したとき、診療室の中を見回すと、実にさまざまな種類の「道具」があることに驚く。そして、日に日に新しい道具や装置が開発されて、その種類はどんどん多くなってゆく。

狭い口の中、時にはもっと狭い歯の根っこの管の中という限局された環境で、より緻密で正確に、より効果的に速く作業を遂行するために、それらの道具は歯科医師の指先となって研ぎ澄まされる。時には、口の奥のまた奥の方で、小さな鏡に映った逆向きの映像を頼りに作業がなされる。

それにしても、ここ数年間の技術の進歩はすさまじい。コンピュータを駆使したバーチャルリアリティを使った治療や、遠隔操作の手術ロボットなども開発されている。そもそも、このような科学技術の進歩は、四百年程前の科学革命に端を発する。数百年というのはずいぶん前のような気がするが、たかだか十数世代前のことである。

生物の機能や能力の進化は、何万年もかけて徐々に起こってきたはずである。現代の人類のように、これほどの短期間で、こんなに進化するのは驚きである。もともとヒトの脳内に備わっていたけれども、使われずに眠っていた能力が、必要に応じて次々と呼び起こされていると考えるのが自然と思われる。

普通は道具を使わないサルでも、訓練すれば、道具やテレビモニターを使いこなせるようになる。そのとき、それらを司る脳神経が変化することが最近わかってきた。ヒトの高度の知性も、その萌芽はわれわれの祖先の霊長類に備わっているのかもしれない。そして、その潜在能力を証明するがごとく、技術が進歩している。また、技術の進歩の方向性は、すでにわれわれの脳内に設計されているのかもしれない。

(2)核磁気共鳴画像診断装置(MRI)

この装置は、略してMRIと一般に呼ばれているが、患者を傷つけずに生体の断層画像が得られるのが特徴である。生体の大部分を構成している水素原子の核磁気共鳴という現象を利用したのがこの装置の原理である。

つまり、核磁気共鳴という現象は、組織に含まれる水素原子とその周囲の環境の違いを利用して、組織の状態を画像化するのである。したがって、この装置からは、X線CTなどとは異なる生体情報を得ることができる。MRIの特徴は、造影剤を使わずに組織の病変部を高いコントラストで描きだせることであり、特に骨などの硬い組織を含まない軟組織の撮影にすぐれている。

MRIは、口腔領域では腫瘍の診断、特に唾液腺など軟組織に発生した腫瘍の診断に有効であり、貴重な情報を得ることができる。

(3)超音波診断装置

エコーと呼ばれているもので、一〜二〇メガヘルツの超音波を利用して生体の組織構造や血流の情報を画像化し、病変部の診断を行う装置である。エコーはCTやMRIのような大型装置とは異なり、診察室で手軽に使用できるという利点がある。歯科領域では、嚢胞や軟組織の腫瘍の診断に有効である。さらに血流の動きを映し出す新しいタイプのエコーでは、血流の変化から口腔がんの頸部リンパ節転移の有無を調べることもできる。

4 インプラント

インプラントの方法

むし歯や歯周病によって歯が失われた場合、昔から義歯(入れ歯)や架工義歯(ブリッジ)が使われてきた。これに加え、最近はインプラントという新しい技術が使われるようになってきた。インプラントというのは、チタンという金属を歯根の形にして顎の骨の中に埋め込み、その上に冠(クラウン)やブリッジをかぶせて、もともとあった歯(天然歯)と同様に噛めるようにする方法である(図10-3)。

近年のさまざまな研究によって、インプラントは、その安全性や確実性が確認され、義歯にかわる治療法として認められるようになってきた。現在、高く評価され、歯科インプラントの中心となっているのは、骨内インプラント(インプラントの本体が骨の中にあり、その一部が口の中に出ているもの)の一つである骨結合型インプラントである。

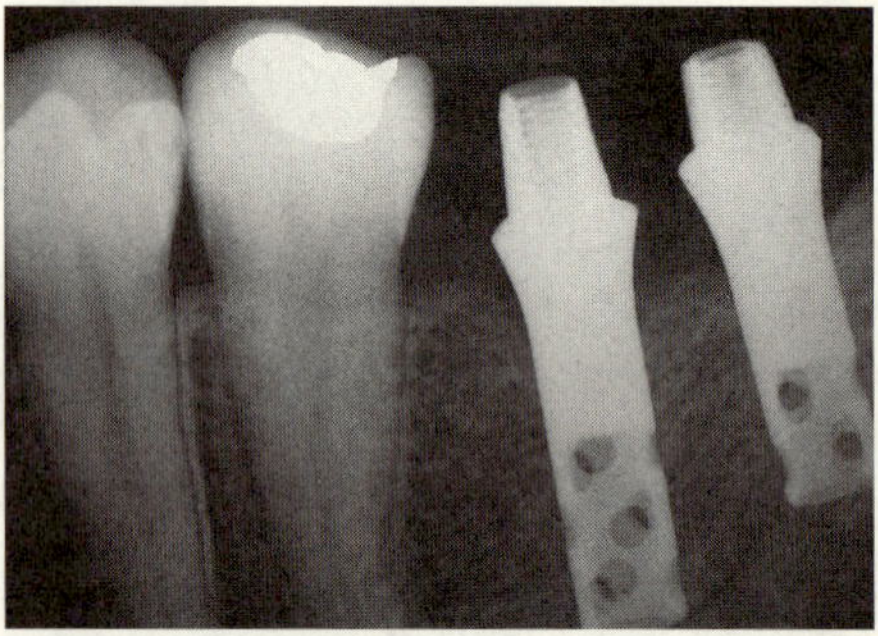

図 10-3　インプラント．インプラント植立後のX 線写真(写真提供：井上孝教授)

骨結合型インプラントは、スウェーデン・イエテボリ大学のブローネマルク教授が開発したものが基本となっている(ブローネマルク型インプラント)。

ブローネマルク型インプラントの素材はチタンで、歯根の形をした円筒形のインプラントにネジが切られている。その植立は、歯肉を開き、歯槽骨に穴を開け、そこにチタンでできたインプラントを植える。歯肉を縫って閉じた後は、嚙み合わせの力が加わらないようにして、インプラントと骨が密着するのを待つ(骨結合、オッセオインテグレーション)。その後、骨結合したインプラントの上に、アバットメントという中間装置をつけ、その上に冠やブリッジなどの修復物をネジで止めるという方法である。

このほかにも多くのインプラント・システムがあり、現在世界中で一二〇種類以上、日本国内でも約五〇種類のインプラントが市販されている。それぞれインプラントの形、大きさおよび表面処理に独特の工夫がなされており、また植立の方法もより単純化されてきている。

しかし、いずれのインプラントも素材としては、生体親和性が高いという理由で、チタンが広く使われている。骨結合をできるだけ早く獲得するために、チタンの表面にハイドロキシアパタイト(骨の主成分)を吹きつけたインプラントも開発されている。

インプラントの維持とその役割

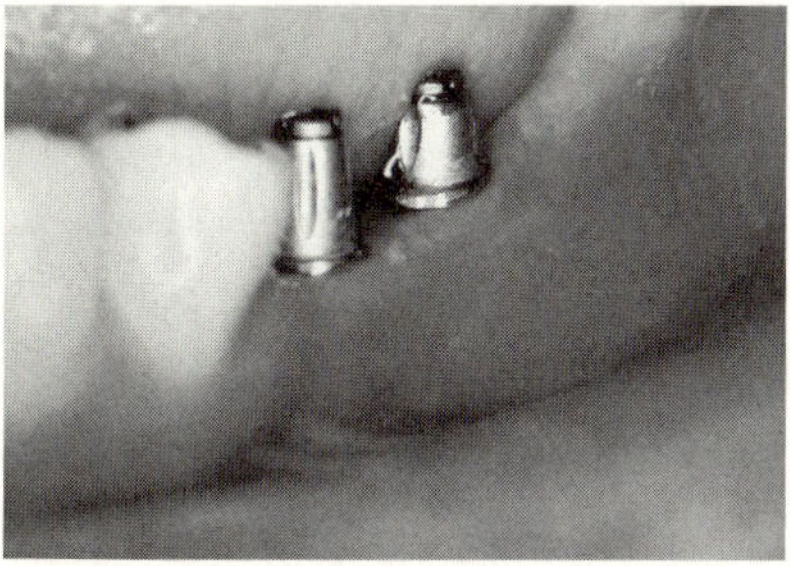

図 10-4　植立されたインプラントを示す口腔内写真(写真提供：井上孝教授)

このように、最近のインプラントには生体親和性の高いチタンが使われているものの、所詮本来の自分の身体の成分と異なるもの(異物)を顎の中に入れているので、インプラントの植立には慎重な歯科医師も多い。

事実、きわめて稀ではあるが、チタンにアレルギー反応を示す人もいる。また、インプラントと歯肉の間から細菌が侵入する危険性も指摘されており、インプラントのメンテナンスには十分な配慮が必要である。その一方で、義歯では良く噛めないため、インプラントの植立を希望する患者は年々増加している(図10-4)。

ごく最近のインプラントに関する研究は、インプラントを植立した後、噛み合わせの力を与えるまでどのくらいの期間が必要か、という問題などを検討している。この期間はイヌなどの動物では二〜四週間、ヒトでは六週間程度と考えられている。しかし、硬い骨(皮質骨)にしっかりインプラントを固定すれば、二〜三日後から噛み合わせの力を与えることができるという。また、歯槽骨の中に植立されたインプラントが噛み合わせの力を受けた時、垂直方向に五〇マイクロ・メートル程度移動することなどもわかってきた。

インプラントは義歯の代わりに植立するほか、歯科矯正的な歯牙移動の際のアンカーとして利用しようという試みもなされている。この場合、インプラントには水平的な力が加わることになるが、そうした力の影響に関する情報はほとんどないので、今後の研究に期待したい。

以前から高齢者にインプラントを使うことについては消極的な意見があった。つまり、インプラントを植立したものの、もしその人が寝たきりになった場合、十分なメンテナンスができないのではないか、という意見である。

しかし、寝たきり老人の介護、口腔ケアの状態を一五年にわたり調査した結果によれば、天然歯をもつ老人よりも、インプラントを植立した老人の口腔ケアのほうが容易であるという報告もある。高齢化社会を迎えて、高齢者の高いＱＯＬ(生活の質)を維持するためにも、要介護者の口腔ケアのためにも、インプラントの果たす役割は今後ますます大きくなると予想される。

5 自家移植

むし歯や歯周病によって歯が失われた場所に、ほかの場所にある自分の歯を抜いて、歯のない場所に移植することを歯の自家移植という。

たとえば、下顎の臼歯が三本も四本も失われている場合、義歯を作って嚙み合わせの機能を回復させようというのが今までの一般的な歯科治療であった。しかし、義歯による機能回復はよくても天然歯の七〇％程度、悪くするとたったの七％しかないといわれている。

そこで、たとえば上顎の親知らずが残っている人の場合は、親知らずを抜いて、骨を削って作った下顎の穴に植えることができる。自家移植された親知らずには歯根膜が残っているので、嚙む機能は天然歯とほとんど変わらない。

この方法は親知らずに限らず、口の中の状態に応じて、さまざまな応用が可能である。自分の歯を移植するので、拒絶反応は起きない（図10-5、図10-6）。

自家移植が成功するかどうかのポイントは歯根膜にある。歯根膜は歯根表面にあるセメント質と歯槽骨をつないで、歯槽という穴の中に歯を固定している組織である。歯根膜には増殖する細胞、骨を作る細胞、およびセメント質を作る細胞が含まれているので、歯根膜の活性を保

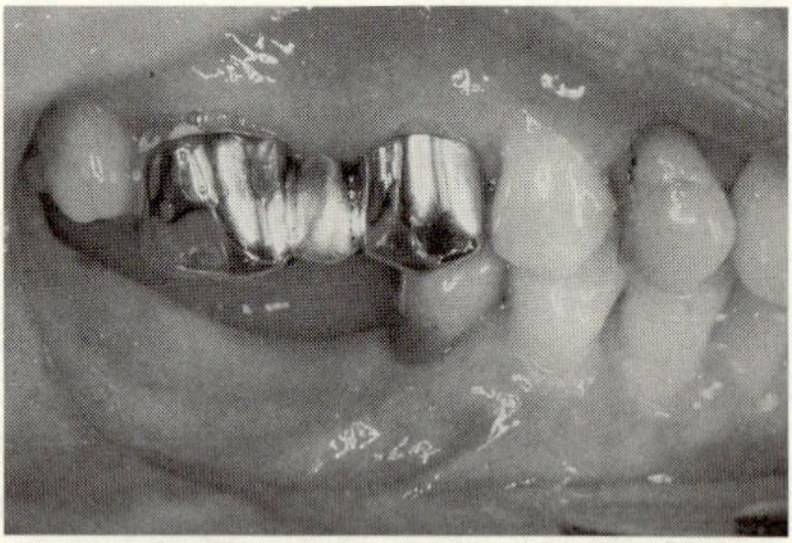

図 10-5　自家移植．術前の口腔内写真．上顎には親知らずが残っている（写真提供：加藤導孝氏）

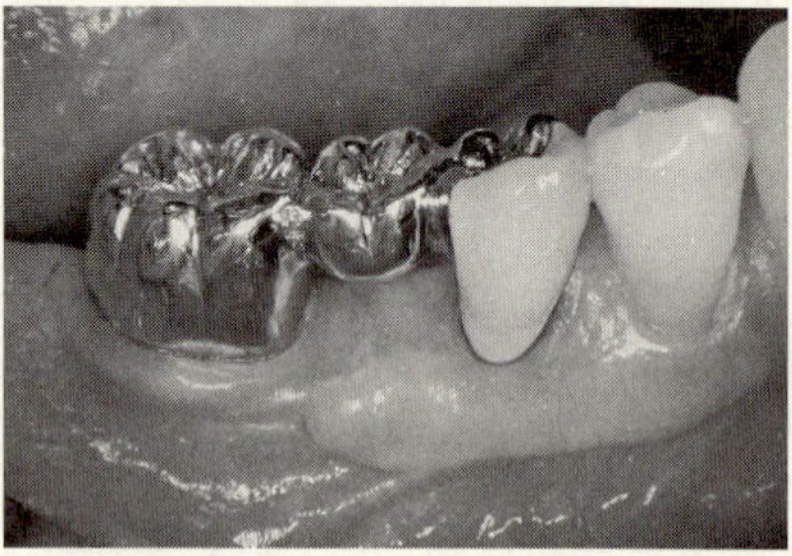

図 10-6　自家移植．術後の口腔内写真．上顎の親知らずが下顎に移植され，ブリッジにより修復されている（写真提供：加藤導孝氏）

持しながら移植すると、非常に高い確率で成功する。

歯根膜組織は乾燥すると、著しくその活性を失うことが知られているので、自家移植を行う場合、絶対に歯根膜を乾燥させないようにしなければならない。歯根膜が乾燥に耐えられる時間はわずか一五分といわれている。

数時間にわたり歯根膜を保存する場合は、牛乳が有効である。牛乳の水素イオン濃度(pH)と浸透圧が、歯根膜の保存に適していることが知られている。

数カ月、数年の単位で歯根膜を保存する場合は、液体窒素の中での保存が推奨されている。この方法を使えば、抜いた歯の歯根膜を長期にわたって保存でき、数年または数十年後に解凍して自家移植することも可能である。しかし、このような方法を実施するためには、歯根膜を保存するための、全国レベルのシステム（歯根膜バンク）が必要である。

6　再生歯科医療

歯周炎にかかると、歯を支えている組織（歯周組織）が破壊される。歯周病の治療の目標は、原因となるプラーク（歯垢）を除去し、炎症を鎮静化して、失われた組織を再生することである。これまで、ＧＴＲ法（Guided Tissue Regeneration：テフロン膜などを用いて、歯根膜の細胞を歯根表面に導いて、セメント質—歯根膜—歯槽骨を新たに形成する方法）やエナメル蛋白（エムドゲイン）を歯周組織再生に応用する方法が臨床に応用されてきた。

しかし、それぞれの方法には適応症があり、すべての歯周病の治療に有効といえる方法はまだないようである。インプラントを植立させるために、失われた骨を欠損部に積極的に再生させる方法も歯科臨床に応用されている。

骨を再生するためには、①骨を形成する細胞、②足場、③成長因子の三つが必須であるといわれている。現在の研究技術を使えば、骨を作る細胞を培養し、培養条件によってこれらを増殖させ、分化させることは可能である。

足場は、細胞が組織を構築する場合に必要となるもので、通常の組織では豊富な細胞間基質がその役割を果たしている。人工的には高分子材料やハイドロキシアパタイト、β-TCP(リン酸三カルシウム)が足場として応用されている。

成長因子のうち、骨誘導蛋白、形質転換成長因子、線維芽細胞成長因子などが骨形成に関与している。これらの因子を組み合わせることによって、近い将来、自由に骨を作ることができるものと期待されている。

究極の歯科治療は、試験管の中に歯の芽(歯胚)を作ることである。患者から細胞を少しとってきて、試験管の中で歯胚を育て、それを同じ患者の顎の中に植えて、三度目、四度目の歯が生えるようにすることである。

二〇〇二年、人工的に歯の組織を作ることに成功したという動物実験の結果が報告された。すなわち、ブタ第三大臼歯の歯胚組織片を、歯の形にしたポリマー(足場)に播いて、ラットの腹腔に移植した。その結果、二〇~三〇週後に、歯の組織(エナメル質、象牙質、歯髄)が形成されているのを確認した、というものである。

歯は複雑な組織であるので、肝臓や腎臓を再生させるよりもはるかに難しいと考えられる。しかし、さまざまな組織に分化できる組織幹細胞を用いて、組織工学的な最新の手法を用いれば、試験管の中にヒトの歯の歯胚をつくることができるかもしれない。

（下野正基）

（参考文献）

下野正基『歯科医療の最前線』講談社、一九九五年

11　歯科保健医療と社会

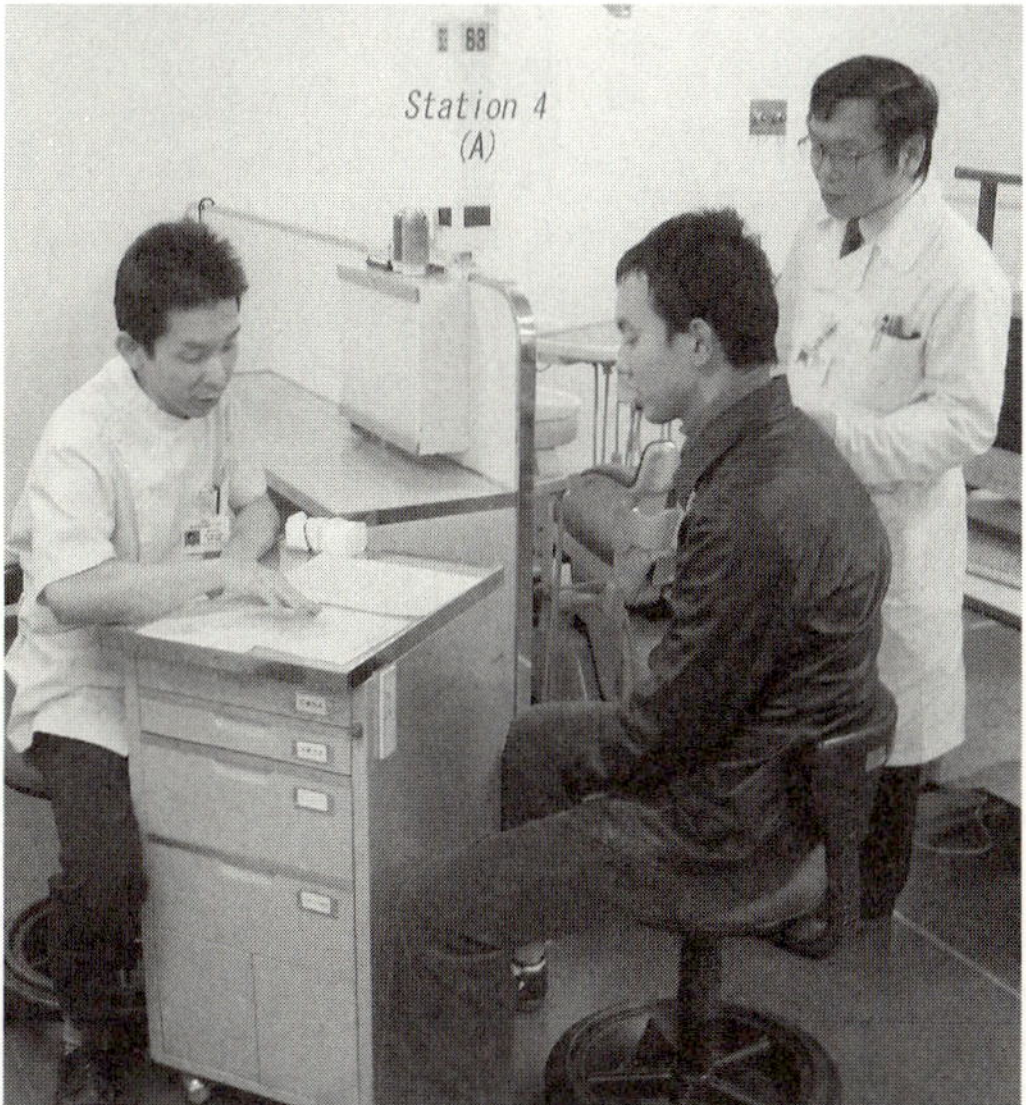

客観的臨床能力試験(OSCE)の様子．左：歯科学生，中央：模擬患者，右：評価者(教員)(写真提供：東京医科歯科大学荒木孝二教授)

八〇二〇運動の提唱

「八〇二〇運動」が一九八九年に提唱されてから一五年経過し、国民各層に浸透してきた。八〇二〇運動とは、国民の平均寿命である八〇歳で、二〇本の歯を保つことを目標とし、その実現のための諸施策を推進しようとするものである。これは、国の予算に八〇二〇運動推進対策費（一九九二年）、八〇二〇運動推進支援事業（一九九三年）、さらに二〇〇〇年からは八〇二〇運動推進特別事業が、次々に計上されて実施された成果であり、また、日本歯科医師会はじめ関係団体が積極的なPR活動を継続してきた成果と考えられる。二〇〇〇年一二月には財団法人八〇二〇推進財団が設立され、「八〇二〇運動」の進展がさらに期待されている。

八〇二〇運動推進特別事業

二〇〇〇年度から、八〇二〇運動の推進を含め、効率的で質の高い歯科保健医療サービスを提供するための環境整備の一環として、八〇二〇運動推進特別事業が開始された。

この事業は、地域における八〇二〇運動の普及啓発と円滑な推進体制の整備に加え、地域の実情に合わせたモデル事業などの実施により、各地方自治体における八〇二〇運動の成果をさらにあげようとするものである。

八〇二〇運動推進特別事業は、初年度には四五地区で実施された。二年度目からは全都道府県で行われ、そのうち過半数の都道府県で行われた事業は、普及啓発(四〇)、パンフレット作成(三八)、推進委員会(三四)・検討会(二七)・研修会(二七)の開催などである。次いで、むし歯予防対策としてのフッ化物応用や学童期における歯科保健対策、歯周病予防のための成人歯科保健対策や産業歯科保健対策などを実施している都道府県が多い。

本事業の成果に関して各都道府県から示されたのは、基盤整備の面では、地方(都道府県)歯科保健計画の策定、歯科疾患・口腔保健に関するデータベースの構築、地域における歯科保健実践指導者・指導員(八〇二〇サポーターなど)の養成、地域(医療圏あるいは福祉保健圏域、保健所管内)歯科保健推進検討委員会の設置、などである。

また、小児期のむし歯予防の評価指標として、三歳児のむし歯経験歯数(dmft)の減少、一二歳児の永久歯むし歯経験歯数(DMFT)の減少が挙げられており、これらの対策を評価する項目として、フッ化物の歯面塗布や洗口法を実施している市町村または施設数の増加が挙げられている。

さらに、成人期の歯周病予防対策の評価には、歯周疾患健診事業実施の市町村数や、歯科健診実施事業所数の増加が挙げられており、歯の喪失防止の評価には、八〇二〇者(八〇歳で二〇本以上の歯を保っている者)の割合の増加が指標とされている。なお、普及・啓発の評価としては、ホームページの立ち上げ、パンフレットの作成などが挙げられている。

本事業の究極の目的は、八〇二〇の実現をめざして、生涯を通じて地域における歯科保健事業の推進をはかることである。これらの事業が各地域で定着し、さらに発展していくことが望まれる。

「健康日本21」の展開

二〇〇〇年から厚生労働省により策定されたプロジェクト「健康日本21」の中に、「歯の健康」が加えられ、歯科保健が単独でなく健康行政全体の中に組み入れられて進められることとなった。「歯の健康」の第一番の項目として、歯の喪失防止(咀嚼機能の維持)が掲げられ、その目標値として、「八〇歳における二〇歯以上の自分の歯を有する者の割合を、二〇%以上」と定めている。つまり、「歯の健康」の最終目標を八〇二〇としたわけであり、今後二〇一〇年に向けて各地域、階層ごとに種々の施策が講じられることになっている。

「健康日本21」における「歯の健康」

「健康日本21」は、一九七八年から始められた国民健康づくり運動の第三次に当たるもので、二〇〇〇年三月に厚生労働省から全国の地方自治体に通知された。

それまでの健康増進運動が、「栄養」、「運動」そして「休養」を三本の柱として行ってきたのに対し、「健康日本21」ではそれらに加え、好ましくない嗜好品として「たばこ」と「アルコール」を、さらに、制圧すべき疾患として「歯科疾患」、「糖尿病」、「循環器疾患」および「がん」の四つを掲げ、それらへの対策を講じることとしている。

そして、「健康寿命」すなわち、寝たきりや痴呆などの状態でない期間の延伸をはかることを大目標とし、そのため各項目ごとに具体的な数値目標を掲げて、健康に関係するすべての関係機関・団体をはじめ、国民が一体となって自由な意思決定に基づく健康づくり運動を総合的かつ効果的に推進しようとしている。

「健康日本21」における「歯の健康」の基本方針としては、これまでに提唱・推進されてきた「八〇二〇運動」の実現に向け、今後一〇年間の具体的な目標を示し、生涯を通じた歯および口腔の健康増進の一層の推進をはかる必要があるとしている。歯の喪失防止の目標値を具体的に示すとともに、歯の喪失原因の九割がむし歯と歯周病であることから、ライフステージに応じた適切なむし歯・歯周病予防を推進することを重視し、幼児期と学童期のむし歯予防および成人期の歯周病予防の各項目について目標値が設定されている。

歯の健康の具体的目標

二〇〇〇年から二〇一〇年までを運動期間としている「健康日本21」では、①歯の喪失防止（咀嚼機能の維持）、②幼児期のむし歯予防、③学童期のむし歯予防、④成人期の歯周病予防について、それぞれ次のような目標値（二〇一〇年における達成目標の数値）を掲げている。

①歯の喪失防止

歯の喪失防止の目標値を、「八〇歳における二〇歯以上の自分の歯を有するものの割合を二〇%以上」、「六〇歳における二四歯以上の自分の歯を有する者の割合を五〇%以上」としている。また、これらの基準値（計画時点における全国的な調査による数値）として、一九九三年歯科疾患実態調査から算出した推定値「七五～八四歳で二〇歯以上自分の歯を有する者が一一・五%、五五～六四歳で二〇歯以上自分の歯を有する者が四四・一%」を用いている。ちなみに一九九九年の同調査の結果では、七五～八四歳で二〇歯以上自分の歯を有する者は一三・〇%である。

また、上記の目標を達成するため、「定期的に歯石除去や歯面清掃を受けている者の割合を三〇%以上」とし、「定期的に歯科健診を受けている者の割合を三〇%以上」とすることをリスクを低くするための目標（リスク低減目標）としている。これらの基準値に関しては、過去一年間に歯石除去等を受けた者が五五～六四歳で一五・九%（一九九二年寝屋川市調査）、また、過去一年間に歯科健診を受けた者が五五～六四歳で一六・四％(一九九三年保健福祉動向調査、なお、一九九九年調査では二〇・〇％)というデータが示されている。

②幼児期のむし歯予防

幼児期のむし歯予防の目標値は、「三歳児におけるう歯(むし歯)のない者の割合を八〇％」としている。また、基準値としては、むし歯のない三歳児の割合五九・五％(一九九八年度三歳児歯科健康診査結果)を用いている。一九九九年度の歯科健康診査結果によると、むし歯のない三歳児の割合は、六二・二％である。そして、この目標を達成するために、「三歳までにフッ化物歯面塗布を受けた者の割合を五〇％以上」にすることをリスク低減目標としている。ちなみに、フッ化物塗布の経験のある三歳児は、一九九三年度歯科疾患実態調査では三九・六％(一九九九年度調査では、一五歳未満で四二・〇％)であり、これを基準値として掲げている。

また、「間食として甘味食品・飲料を一日三回以上飲食する習慣を持つ者の割合の減少」も目標としている。なお、一日三回以上の間食をしている者の割合は、一九九一年の久保田らの調査によると、一歳六カ月児で二九・九％であり、これを参考値として掲げている。

③学童期のむし歯予防

学童期のむし歯予防の目標値は、「一二歳児における一人平均むし歯経験歯数(DMF歯数)を一歯以下」としている。その基準値としては、一二歳児の一人平均むし歯経験歯数が二・九歯であったという、一九九九年学校保健統計調査の結果を掲げている。二〇〇二年の同調査の結果では、二・三歯である。この目標達成のために、「学齢期におけるフッ化物配合歯磨剤使用者の割合を九〇％以上」とすること、「学齢期において過去一年間に個別的歯口清掃指導を受けたことのある者の割合を三〇％以上」とすることをリスク低減目標としている。

前者については、一九九一年の荒川らによる調査結果、「児童のフッ化物配合歯磨剤使用率が四五・六％」を参考値として掲げている（荒川浩久ら「わが国におけるフッ化物配合歯磨剤の利用状況」『口腔衛生学会雑誌』四二巻四号、四七八―四七九頁、一九九二年）。また、後者については、「過去一年間に歯磨き指導を受けたことのある者（一五〜二四歳）が一二・八％」であったという一九九三年保健福祉動向調査（一九九九年調査では一八・三％）の結果を基準値として掲げている。

④成人期の歯周病予防

成人期の歯周病予防の目標値は、「四〇、五〇歳における進行した歯周炎に罹患している者（四ミリメートル以上の歯周ポケットを有する者）の割合を、三割以上減少」させることを目標としている。その参考値としては、一九九七〜九八年の富士宮市モデル事業の結果、すなわち、進行した歯周炎を有する者の割合が、四〇歳で三二・〇％、五〇歳で四六・九％であったことが示されている。一九九九年度の歯科疾患実態調査によれば、それらは三五〜四四歳で三一・五％、四四〜五四歳で四三・五％であり、ほぼ類似した値となっている。

これらの目標を達成するために、「四〇、五〇歳における歯間部清掃用具を使用しているものの割合を、それぞれ五〇％以上」にすることをリスク低減目標としている。また、基準値としては、歯間部清掃用具を使用しているものの割合が、三五〜四四歳で一九・三％、四五〜五四歳で一七・八％であったという一九九三年保健福祉動向調査の結果（一九九九年調査ではそれぞれ三一・六％、二九・三％）を掲げている。

さらに、喫煙が健康に及ぼす影響についての知識を一〇〇％普及することとしており、基準値としては、一九九八年度喫煙と健康問題に関する実態調査から、喫煙で歯周病にかかりやすくなると思う人の割合が二七・三％（肺がん、ぜんそく、気管支炎などの八疾患中、最低値）であったことが示されている。そして、「禁煙、節煙を希望する者に対する禁煙支援プログラムをすべての市町村で受けられるようにする」としている。

以上のように、歯の健康については、ライフステージに応じてそれぞれ目標値、基準値または参考値（研究者により行われた調査研究に基づく数値）が示され、これらを達成するための方策が数値化されて掲げられている。これらについては、中間年である二〇〇五年に中間評価と見直しがなされることになっている。また、都道府県および市町村において、それぞれ地域の実情に応じて地方計画が策定されている。

健康増進法の制定

二〇〇二年には「健康増進法」が制定されたが、その中にも「歯の健康」が位置づけられて、健康づくりが法的根拠に基づいて一層強力に進められることとなった。そこで、健康増進法における「歯の健康」、ならびに「健康日本21」との関係などについて述べる。

①健康増進法における「歯の健康」

健康増進法は、従来行われてきた三次にわたる健康づくり運動、特に現在実施中の「健康日本21」に法的根拠を与えるとともに、「栄養改善法」を統合したものとして二〇〇二年に定められた。

健康増進法の規定で歯の健康にかかわるものとしては、「第2章　基本方針等」の中の第7条第2項に歯の健康の保持に関する正しい知識の普及に関する事項を厚生労働大臣が定めること、「第4章　保健指導等」の中の第17条に市町村による生活相談等の実施として、歯科医師、歯科衛生士に住民からの相談に応じ、必要な保健指導を行わせるものとすること、などが挙げられている。これらの規定をうけて、現在、厚生労働省において基本方針ならびに健康診査の実施等に関する指針の策定、国民健康・栄養調査に関する基本的な事項などについて結果が公表されている。

二〇〇五年の中間評価に用いられる数値は、国民健康・栄養調査の中で実施されることとなっている。また、国の基本方針をうけて、各都道府県ならびに市町村において健康増進計画を定めることとしている。さらに、国民の健康増進のために、市町村をはじめとする健康増進事業者は健康教育、健康相談などの事業を積極的に推進するよう努めなければならないとされている。また、医療機関などの関係者は、相互に連携をはかりながら、国民の健康増進の総合的な推進をはかるために協力するように努めなければならないとされている。

このように、健康増進法は「健康日本21」計画を引き継ぎ、これらに法的根拠を与え、さらに強力に推進しようとするものである。また、「健康日本21」計画に取り上げられた目標値、基準値を基本方針に組み入れて、国民の健康の増進を生涯を通じて総合的に推進していくこととしており、今後の成果が期待される。

なお、これらの目標値を実現するための具体的方策として、健康診査の実施およびその結果の通知、健康手帳の交付、保健指導の実施などが行われることになっており、歯の健康に関する事項もこれらの中に含まれている。

そして、これらの事業は市町村をはじめ、次に掲げる健康増進事業実施者が医療機関その他の関係者と連携・協力を得て実施することとされている。

健康増進事業実施者　政府、健康保険組合(連合会)、市町村、国民健康保険組合(連合会)、国家公務員共済組合(連合会)、地方公務員共済組合・全国市町村職員共済組合連合会、日

歯を見せる笑いと社会習慣

女優のポートレイトなどでよく見かける、通称「ハリウッド・スマイル」という表情がある。満面の笑みをたたえた大きく開かれた、ボリュームのあるルージュの光る唇の間に、並びの良い白い歯が眩しい、あのあっけらかんと明るいカリフォルニアの笑顔である。アメリカ人は、社会的に重要な証明書写真などにも、やや斜めを向いて歯をのぞかせて笑っている顔写真を好んで使う。

日本では、歯を見せて笑みをたたえる顔写真を使うことは、まだ少ない。運転免許証の写真、受験票や学生証の顔写真では、いわゆる「正面脱帽」で、硬い表情の写真が多い。思い切って柔らかい表情をしたといっても、微笑み程度の笑いである。

世界で一番有名な笑顔、それは「モナ・リザの微笑」ではないだろうか。レオナルド・ダ゠ビンチは、彼女に唇を開かせずに、えもいわれぬ曖昧な微笑をたたえさせている。

ただし当時、歯を見せる笑いは社交儀礼をこえ、「はしたない」とされていたともいわれる。日本でも、ほんの少し前までは、口を開けて笑うときには扇などで口元を隠すのが礼儀とされていた。

ヨーロッパ絵画で歯を見せる笑いが最初に描かれたのは、一八世紀も終わりに近いフランスであった。当時のフランスでは、歯磨きやポーセレン義歯の技術が飛躍的に進歩し、口を開けてポーセレン義歯を見せる笑いは、富と成功の象徴になった。

現代アメリカでも、完全な矯正治療を施された後で、口を開けて並びの良い歯を見せる笑いは、同じような社会的ステータスを示すのかも知れない。歯科技術の発達は、社会習慣や儀礼をも変化させてしまうものなのだ。さて、日本人の笑いは今後どのように変化していくのだろうか。

本私立学校振興・共済事業団、学校、事業者など。

②健康増進法における「歯の健康」の具体的施策

従来の歯科保健対策は、妊産婦・乳幼児に対しては「母子保健法」により、児童・生徒に対しては「学校保健法」により、地域住民に対しては「老人保健法」による保健事業としてそれぞれ実施されてきた。

また、職域においては「労働安全衛生法」および「健康保険法」における保健事業として行われることになっているが、あまり活発には行われていないのが実情であった。また、それぞれの事業が独立して実施され、相互の連携に乏しく、生涯を通じた健康や疾病予防に役立っているとはいえない面があった。

たとえば、一歳六カ月児および三歳児歯科健康診査の結果は、診査実施機関や母子健康手帳に記載されていても、それらを幼児期におけるむし歯の予防管理に効果的に利用したり、小学校入学以降の「学校保健法」による健康診断や健康管理には活用されることはまったくなかったといえる。

しかし、今後は生涯を通じた自己健康管理を支援するため、前記の健康増進事業実施者による健康診査の実施およびその結果の通知、健康手帳の交付とその活用などに関する指針を厚生労働大臣が策定することになっている。これらにより、国民一人ひとりが自分のライフステージに応じた健康診査や、その結果に基づく保健指導を受け、適切に対処することが可能になると考えられる。

また、従来のように、歯科医療と口腔保健が分離して実施されるのではなく、医療機関の協力の下に健康増進事業が実施されるとともに、歯科医療も健康増進の観点から、生涯を通じ健康管理に重点を置いて継続的に行われることにより、「八〇二〇」を達成することが期待される。

歯科医療の最近の動向

①インフォームドコンセント

医療法の改正により、「患者に対する説明と理解(承諾)」が医療提供に当って必要な事項であることが法律の上で努力規定として設けられたのは、一九九七年のことであった。もちろん民法上の患者に対する説明義務は、歯科医療に当っても適用されていたが、医療の現場には十分徹底していたとはいえなかった。二〇〇〇年に最高裁判所において判決がなされた「エホバの証人信者に対する輸血事件」が司法におけるインフォームドコンセントに対する判断として、医療界に一つの転機をもたらしたものといえよう。

歯科医療の分野でも歯科診療の開始に当って、患者に診療の内容、方法、予後さらに副作用や費用などについて、よく説明を行い必要に応じて文書による承諾を得てから実施することが必要とされる。また、診療録(カルテ)の開示についても患者などからの要請にこたえてこれを行うようにすることが望ましいとされている。さらに、診療終了後の保健指導の重要性についてもあらためて認識されるようになってきている。

②医療保険と介護保険における歯科医療

歯科医療の大部分は、医療保険により行われているが、国民医療費の動向を見ると、歯科診療医療費の総医療費に占める割合は、近年減少傾向が続き、二〇〇一年度は八・三%となり、いまや一〇・四%の調剤医療費を下回っている状況にある。その原因としては、医療費抑制策の推進が技術料の占めている割合の大きい歯科診療医療費に、より抑制的に働いたからである、とされている。また、老人医療費の増加対策として、患者の一部負担金の増加がはかられたことも、歯科診療の受診抑制に働いたことを否定することはできない。

また、二〇〇〇年から「介護保険法」が施行され、要介護高齢者に対する在宅および施設サービスがそれまでの社会福祉から社会保険制度の一環として行われることになった。歯科領域においても在宅療養管理指導などが、介護保険により実施されている。今後は、老人医療とともに介護保険における歯科医療の重要性がますます高まってくると考えられる。

③歯科医学教育の新しい潮流

全国の二九歯科大学・大学歯学部で年間約三千人弱の歯科医師が養成されているが、国際的に見て人口一〇万に対する歯科医師数では日本は先進国の中位にあり、さらに増加傾向が続いている。このままで推移すると、近い将来には歯科医師過剰時代が到来するとして、歯科医師の新規参入を抑制するとともにその質の向上をはかることが必要であるとされ、政府において種々の検討がなされた結果、次のような政策が実施されることになっている。

・歯科医師の新規参入を減少させるため、各歯科大学・大学歯学部の募集人員を二〇％削減する。

・卒業直後の歯科医師に対する一年間の臨床研修を義務づける。そのために、指導者の研修を行う。

・卒業前の臨床実習開始前の学生の質の確保をはかるために全国統一的な共用試験（CBT）ならびに客観的臨床能力試験（OSCE）を実施する。

・歯科医師国家試験の改善を行い、医の倫理、社会と歯科医療などについての必修の基本的事項について問題を課し、合格基準を引き上げる。

（宮武光吉）

〈参考文献〉

花田信弘・宮武光吉「21世紀における国民健康づくり運動（健康日本21）について」『口腔衛生学会雑誌』50(3)、二〇〇〇年
健康増進法・健康日本21研究会『健康増進法実務者必携』社会保険研究所、二〇〇三年
厚生労働省監修『平成一六年度版 厚生労働白書』ぎょうせい、二〇〇四年
厚生労働省統計情報部編『平成一三年度国民医療費』厚生統計協会、二〇〇三年

あとがき

本書は、二〇〇四年一〇月開催の第二〇回日本歯科医学会総会（会頭・江藤一洋）の記念出版である。日本歯科医学会総会は、四年に一度開催される歯科医学界最大のイベントである。

第二〇回総会のメインテーマは、「健康な心と身体《からだ》は口腔から──発 ヨコハマ二〇〇四」とされた。このテーマは公募によって寄せられた、多数の応募作品の中から選ばれたものである。

私たちは、このメインテーマを基本精神として、三日間に及ぶ総会の全プログラムを編成した。また、広く国民にその趣旨を理解していただくため、一般市民向けの公開フォーラムを企画し、「噛むことと全身の健康──ちゃんと正しく噛んでいますか？」を総会プログラムの中に組み入れた。さらに公開フォーラムと並行して、「お口の健康チェック／歯科なんでも相談コーナー」を設置し、一般の方々が自由に参加できる総会となるように努めた。本書を読まれた方には、総会メインテーマの意味するところを汲み取っていただけたと思う。

第二〇回総会の会場にはパシフィコ横浜（神奈川県）が選ばれた。国際色豊かな環境にあり都心からも近く、同時開催の「日本デンタルショー二〇〇四」とあわせ、数万人の参加者を一度に収容できる大規模施設である。二〇〇四年二月、会場近くに横浜高速鉄道の「みなとみらい駅」が開業し、アクセスが格段に改善されたのは幸いであった。なお、第二〇回総会では「脱タバコ横浜宣言」を発表して場内を全面禁煙とし、参加者にご協力いただくこととした。喫煙は口腔がんや歯周病など、さまざまな歯科疾患の発症・悪化と深い関わりがあるからである。

いうまでもなく、歯科医学・歯科医療は人々の健康と福祉のためにあり、その現況を正しく理解してもらうことは大切である。むろん最新の歯科関係の情報を本書ですべて網羅することは不可能であるが、おそらく読者は、歯科医学・歯科医療の想像以上の広がりに驚かれるだろう。むし歯、歯周病、入れ歯や歯並びだけではなく、口臭、いびき、顎関節症、発音、発声、味覚、痛み、美容、運動能力、さらには脳活動との関わりに至るまで、その裾野はきわめて広い。最先端の歯科情報として、本書ではレーザーやコンピュータを使った歯科治療、インプラント、歯の移植、さらに歯の再生も取り上げた。最新の科学技術が、どのように歯科治療に応用されているか、その現況を読者はかいま見ることができよう。このような技術で病気や事故などで失われた歯や顎が、もとどおりになれば素晴らしいことである。

また、本書では歯科医療と社会との関わりについても述べられている。八〇二〇運動ということばを聞いたことのある読者は少なくないであろう。八〇歳で二〇本の歯が口の中に残っている人は幸せである。何物にも代えがたい財産といってよい。この目標を達成するために、歯科関係者による懸命な努力が続けられているのが現状である。

他方、良質な歯科医療を、安定して人々が享受するためには、志《こころざし》ある若い歯科医師の養成が必須である。患者中心の、全人的な歯科医療を提供できる歯科医師を育成するため、歯科大学・歯学部では、さまざまな工夫が現在試みられている。しかし、歯科医学生が修得すべき知識・技術は加速度的に増大しているのが現状であり、そのすべてを限られた時間で詰め込もうとするのは無理がある。そこで、「学び方を学ぶ」あるいは「自ら問題を発見し、解決する」ことを重視するカリキュラムが全国で編成・整備されつつある。その成果は、後年明らかになるであろうが、教育改革に注がれている努力と熱意が、大きな実を結ぶものと期待される。

二一世紀に初めて開催される第二〇回日本歯科医学会総会の記念出版である本書が、時代のマイルストーンとして、広く、そして永く読まれることを期待する。

むすびに、本書の企画から刊行に至るまで、終始われわれを励ましていただいた岩波書店の森光実氏、中西沢子氏、ならびに本書の編集に多大のご協力をいただいた砂川光宏氏(東京医科歯科大学)に心より深謝する次第である。

二〇〇四年八月

第二〇回日本歯科医学会総会準備委員長　須田英明

執筆者紹介

第 1 章　神原正樹(かんばら まさき)　大阪歯科大学/口腔衛生学講座

第 2 章　伊藤公一(いとう こういち)　日本大学歯学部/保存学教室歯周病学講座

第 3 章　早川　巖(はやかわ いわお)　東京医科歯科大学/摂食機能評価学分野

第 4 章　花田晃治(はなだ こうじ)　明倫短期大学/歯科技工士学科

第 5 章　小野　繁(おの しげる)　東京医科歯科大学/頭頸部心身医学分野

第 6 章　花田信弘(はなだ のぶひろ)　国立保健医療科学院/口腔保健部

第 7 章　住友雅人(すみとも まさひと)　日本歯科大学歯学部附属病院

第 8 章　谷口　尚(たにぐち ひさし)　東京医科歯科大学/顎顔面補綴学分野

隅田由香(すみた ゆか)　東京医科歯科大学/顎顔面補綴学分野

第 9 章　田上順次(たがみ じゅんじ)　東京医科歯科大学/う蝕制御学分野

第10章　下野正基(しもの まさき)　東京歯科大学/病理学講座

第11章　宮武光吉(みやたけ こうきち)　鶴見大学歯学部/社会歯科学

歯科医療史略年表　榊原悠紀田郎(さかきばら ゆきたろう)

コラム　入來篤史(いりき あつし)　東京医科歯科大学/認知神経生物学分野

(ただし，77 頁・139 頁のコラムは当該章の執筆者による)

歯科医療史略年表

年度	日本	世界
前 1700		エジプトの「エーベル・パピルス」に歯科の記述
前 1200		中国の甲骨文に「歯が痛いが害があるから抜くか」の記述
前 400		ヒポクラテス全集に「生歯熱」について記述
		中国の『黄帝内経』に，「歯痛には大迎，迎春，角孫のつぼを押さえよ」と記述
		インドの『チャラカ・サンヒータ』に「むし歯は百万戸虫によって起こる」の記述，「ダンタカースタ(楊枝)」の記述
		インドの『ススルタ・サンヒータ』に歯肉出血，歯痛の処置の記述
前 200		中国の淳于意『診籍』に「むし歯は風により起こり，食して漱(すす)がざるにより起こる」と記述
前 150		ギリシアのガレノスが「最大の痛みは歯痛である」と記述
前 120		中国の『礼記』に「朝漱ぐこと」と記述
後 495	朝鮮から医師徳来来日し，帰化して難波薬師(くすし)となる	
624		中国の太医署で医師の養成開始
701(太宝 1)	大宝律令の典薬寮で医師養成開始(耳目口歯の医師養成，口中医の原点)	
808(大同 3)	出雲広貞『大同類聚方』の中に「波久佐也美(はくさやみ，歯周病)，三良地也美(しらちやみ，白血病)」の記述	
872(貞観 14)		サレルノ医学校設立

年　度	日　本	世　界
974(天延 2)		ラーゼスの『医学総説』にむし歯の処置の記述
984(永観 2)	丹波康頼『医心方』の第五巻に，歯痛，兎唇，歯石，口臭の記述	
1191(建久 2)	絵巻『病の草子』の中に，歯槽膿漏，口臭，重舌の図	
1233(天福 1)	道元『正法眼蔵』の「洗面」の項に，歯磨きの仕方提示	
1460(寛正 1)		アルクラーヌス，口腔衛生十戒を提示
1515(永正 12)	丹波兼康，宮中の口中医となる(口中医は抜歯や義歯はしない)	
1529(享禄 2)		中国の薛巳『口歯類要』を著述
1531(享禄 4)	丹波兼康が『口中秘伝』著述(日本の最初の歯科医書)	
1538(天文 7)	木床義歯装着者の中岡テイ死去(義歯の形はほとんど現在のものと同じで和歌山市願成寺に現存)	(この時期にはヨーロッパ，中国では義歯は見られない)
1545(天文 14)		フランスの床屋医者アンブロアズ・パレ，外科医として容認(外科医の原点)
1556(弘治 2)	豊後にアルメイダ設立(西洋式病院)	
1575(天正 3)		アンブロアズ・パレの『パレ全集』初版に歯科の記述
1613(慶長 18)	金安家が幕府の口中医就任	
1673(延宝 1)	木床義歯装着者の羽間浄心死去(この義歯は堺市に現存し，嚙んだ跡が観察される)	(この時期にはヨーロッパでは義歯は存在していない)
1687(貞享 4)	嵐山甫安が兎唇の手術実施	
1675(延宝 3)	木床義歯装着者の柳生宗冬死去(義歯は歯医者・小野玄入作製，広徳寺に現存)	

歯科医療史略年表

年 度	日 本	世 界
1713(正徳3)	貝原益軒『養生訓』に漱(うがい)の効用の記述	
1728(享保13)		近代歯科医学の創始者フランスの医師ピエール・フォシャール,『歯科外科医』を著述(記述された義歯は外観を整える目的で,嚙む機能は期待していなかった)
1733(享保18)~1755(宝暦5)	(この時期,歯科医療を担当していたのは宮中,幕府,大名などに仕える口中医,庶民を対象とした歯医者,義歯を作る入れ歯師,抜歯をする歯抜師,香具師でこれらのことをする入れ歯渡世,歯抜渡世人などの者であった)	(この時期英国植民地のアメリカ東海岸にTooth drawer(歯抜師),Operator of Teeth(歯医者),Surgeon Dentist(歯科外科医)などと名乗る者がヨーロッパから移住して来た)
1756(宝暦6)		フィリップ・パッフが『人の歯の生物学』著述
1771(明和8)		英国のウイリアム・ハンターが『人の歯の博物学』著述
1774(安永3)	杉田玄白の『解体新書』には歯科の記述なし	
1776(安永5)		(アメリカ合衆国独立) ジョージ・ワシントンの義歯現存(ピエール・フォシャールのタイプの義歯)
1778(安永7)		ボストンにDentistのグリンウッド開業
1789(寛政1)		(フランス革命)
1797(寛政9)		英国のガイ,医学校で歯科講義開始
1805(文化2)	華岡青洲,麻弗散(まふつさん)麻酔下で乳癌手術実施	
1824(文政7)	シーボルト,鳴滝塾開設	
1837(天保8)	本間玄調『瘍科秘録』に歯科の記述	
1840(天保11)		ボルチモア歯科医学校発足

年　度	日　本	世　界
		（医師ハリス，ヘイドンによる．1年課程）
		エバンス，機能咬合器開発
1844（弘化1）		米国のウェルス，笑気ガス麻酔下の抜歯自己実験実施
1845（弘化2）		オハイオ歯科医学校発足
1846（弘化3）		モートン，エーテル麻酔実験
		トリアク，歯槽膿漏（Pyorrhoea Alveolaris）を命名
1852（嘉永5）		フィラデルフィア歯科医学校発足
1853（嘉永6）	（ペリー浦賀，プチャーチン長崎来航）	
1855（安政2）		米国で義歯床材料の蒸和ゴム開発され，噛める義歯登場
1857（安政4）	長崎に英軍医ポンペ来日，長崎医学演習所開設	
1859（安政6）	米人医師ヘボン，シモンズ横浜で診療	
1860（万延1）	米人歯科医イーストレーキ横浜来航，1カ月後離日	
1866（慶応2）	伊沢道盛（26歳）口歯科開業	
1867（慶応3）	米人歯科医ヘンリーウィン横浜で開業	ハーバード大学歯科医学校開設（2年課程）
明治時代		
1868（明治1）	イーストレーキ横浜に再来，開業（1年間）	
	渡辺良斎（24歳）口科開業	
1870（明治3）	米人歯科医エリオット横浜開業（小幡英之助が入門）	
1871（明治4）	独軍医ミューラー，ホフマン東大東校就任（独医学教育開始）	

歯科医療史略年表

年　度	日　本	世　界
1874(明治 7)	エリオット離日，上海開業(小幡英之助随行) パーキンス横浜開業	
1875(明治 8)	医師試験開始，医籍設定 小幡英之助帰国，医師試験合格(歯科として医籍に登録)	ミシガン大学歯学部開設 リッグス，歯槽膿漏を記述(リッグス病)
1876(明治 9)	長谷川保ベルリンから帰国，東京にて開業	
1877(明治 10)	大阪の緒方病院歯科に佐治職(つかさ)就任 長谷川泰，済生学舎設立	
1878(明治 11)	高山紀斎米国から帰国 神翁金松，入歯歯抜開業	ペンシルバニア大学歯学部発足
1879(明治 12)		コカイン開発
1881(明治 14)	伊沢道盛が歯科衛生普及書『固齢草(はがためぐさ)』著述 高山紀斎『保歯新論』著述 高木兼寛，成医会講習所開設	カリフォルニア大学歯学部発足(西部で最初の歯科医学校)
1882(明治 15)		ヴィツエル，歯槽炎(Alveolitis)を命名
1883(明治 16)	歯科医術開業試験開始，歯科医籍設定	ミラー，むし歯の化学細菌説発表
1884(明治 17)	入歯・歯抜・口中療治営業者鑑札制度制定	ベルリン大学歯科医学教育開始
1885(明治 18)	河田麟也『歯科全書』著述 三重県立病院歯科に直村善五郎就任 井野春毅，コカイン麻酔下の抜歯実施	
1888(明治 21)	東京歯科専門学校設立(石橋泉) 文部省直轄学校で活力検査(身体検査)	
1889(明治 22)	大沢歯科医学校設立	第一回国際歯科コングレス開催(パリ)
1890(明治 23)	高山紀斎，高山歯科医学院設立	

年度	日本	世界
	渡辺良斎『歯科学・上』著述	
	青山松次郎『歯科矯正学』著述(最初の歯科矯正学の書)	
1891(明治24)	山口県，刀菊歯科講習所発足	ブラック，予防拡大提唱
	三重県，4小学校の歯科検診実施	
1893(明治26)	歯科医会設立	第二回国際歯科コングレス開催(シカゴ，高山紀斎講演)
	高山紀斎『歯科器械学』著述(最初の歯科補綴学の書)	
1894(明治27)	愛知歯科医学校，仙台歯科医学校，大阪歯科医学校の3校設立	
1895(明治28)	高山歯科医学院第一回卒業式挙行	レントゲン，X線発見
1896(明治29)	日本歯科医会設立	
	大日本医会「医士法案」国会提案，審議未了	
1898(明治31)	公立学校に学校医配置	
	歯槽膿漏症療法紹介，導入	
1899(明治32)	東大系の明治医会「医師法案」検討(歯科医は医師にあらずと規定)	
	神戸，関西歯科講習所開設	
1900(明治33)		第三回国際歯科コングレス開催(パリ)
		国際歯科連盟(FDI)設立
1903(明治36)	歯科医学会設立	
	大日本歯科医会発足	
	東大医学部病院歯科外来発足	
	京都帝国大学，福岡医科大学発足	
	慈恵会病院・医学専門学校発足	
1904(明治37)	済生学舎改組，日本医学校設立	第四回国際歯科コングレス開催(セントルイス，高

歯科医療史略年表

年　度	日　本	世　界
		山紀斎参加) ノボカイン開発
1905(明治 38)	京都歯科医学校，岡山歯科医学校設立	
1906(明治 39)	医師法，歯科医師法制定 第二回聯合医学会に歯科16分科会参加	
1907(明治 40)	東京歯科医学専門学校発足 日本聯合歯科医会発足	タッガード，金属鋳造法開発 フレッチャー「よく噛んで食べると低カロリーでも健康を保つ」というフレッチャリズムを提唱 チッテンデン，動物実験でフレッチャリズム立証
1908(明治 41)	大連，満鉄病院歯科開設(佐藤運雄)	ギージー咬合器開発
1909(明治 42)	日本歯科医学専門学校設立	第五回国際歯科コングレス開催(ベルリン)
1910(明治 43)	東京女子歯科講習所設立 下顎伝達麻酔(ブロック麻酔)紹介	
1911(明治 44)	大阪歯科医学校発足 「施薬救療」の詔勅 恩賜財団済生会設立	
大正時代		
1912(大正 1)	指定歯科医学専門学校の卒業生，歯科界に参入	国際歯科連盟(FDI)大会(ストックホルム，島峰徹講演) ビリング，中心感染説提唱
1913(大正 2)	広島女子歯科医学校設立 千葉医学専門学校病院に歯科開設	
1914(大正 3)	九州歯科医学校開設	
1915(大正 4)	東京帝国大学医学部に歯科学講座開設 下顎の伝達麻酔(ブロック	

年　度	日　本	世　界
	麻酔)導入	
1916(大正5)	東洋歯科医学専門学校発足	
	京都府立医科大学歯科開設	
1917(大正6)	大阪歯科医学専門学校発足	
	明華女子歯科医学講習所発足	
	愛知医学専門学校に歯科発足	
1918(大正7)	新潟に石塚歯科病院開設	
	文部省歯科医術開業試験付属病院発足	
	電気エンジン国産開始	
1919(大正8)	蒸和ゴム国産開始	
1920(大正9)	慶応義塾大学医学部発足	
	慶応義塾大学医学部歯科学講座開設	
1921(大正10)	九州歯科医学専門学校発足	
	日本大学専門部歯科発足	
	ライオン児童歯科院開院	
	東京電気局療養所歯科開設	
1922(大正11)	東京女子歯科医学専門学校発足	ハイヤット，むし歯の予防的開鑿方式提唱
	明華女子歯科医学専門学校発足	国際歯科連盟(FDI)再発足(マドリッド，日本歯科医師会加盟)
	九州帝国大学医学部に歯科学講座開設	
1923(大正12)	星製薬工場歯科診療所開設	
	九州大学内科の宮入慶之助フレッチャリズム支持，推奨	
1924(大正13)	日本歯科医学会，大日本歯科医学会と改名	
1925(大正14)	聖路加国際病院に歯科開設	
1926(大正15)	東北歯科医学校開設	第七回国際歯科コングレス開催(フィラデルフィア)
	大阪帝国大学医学部に歯科開設	
昭和時代		
1927(昭和2)	健康保険制度発足	

歯科医療史略年表

年　度	日　本	世　界
	北海道帝国大学医学部に歯科開設	
1928(昭和 3)	東京高等歯科医学校開設 むし歯予防デー発足	
1929(昭和 4)	東京歯科医学専門学校付属病院に歯槽膿漏科発足	京城歯科医学専門学校発足(校長柳楽達見)
1931(昭和 6)		第八回国際歯科コングレス開催(パリ，嶋峰徹，花沢鼎，中原市五郎参加)
1933(昭和 8)	東北帝国大学医学部病院に歯科開設 大日本歯科医学会・歯牙支持組織疾患研究会発足	国際歯科連盟(FDI)総会(ウィーン，奥村鶴吉講演)
1934(昭和 9)	日本女子歯科医学専門学校発足(東京女子歯科医専改名)	
1936(昭和 11)	慈恵会医科大学歯科開設	南京中央大学内に国立牙医専科学校が開設
1938(昭和 13)	厚生省設立 保健所法公布	ディーン，むし歯と斑状歯の関係調査
1939(昭和 14)		ハルピン歯科医学校発足
1940(昭和 15)	慶応義塾大学医学部に予防歯科研究所設立 国民精嚼運動(よく嚙む運動)発足	シェーン，むし歯予防にフッ化物歯面塗布実施
1941(昭和 16)	アクリレートレジン導入	
1942(昭和 17)	国民医療法公布	
1943(昭和 18)	国民医療法に基づく歯科医師補習教育開始 熊本の城東小学校でフッ化物錠剤内服実験実施	ナットソンとアームストロング，フッ化物歯面塗布術式確立
1944(昭和 19)	京都帝国大学医学部に歯科開設 東京医学歯学専門学校発足 福岡県立医学歯学専門学校発足	グランドラピット，ニューバーグで上水道フッ素添加開始
戦　後		
1946(昭和 21)	日本歯科医師会・歯科教育	

年度	日本	世界
	審議会設置	
	東京歯科大学(旧制)発足	
	東京医科歯科大学(旧制)発足	
	金沢医科大学歯科発足	
	京都の2小学校でフッ化物歯面塗布実施	
1947(昭和22)	第一回歯科医師国家試験実施	
	教育刷新委員会「歯科医学教育を大学で行う事」を決定	
	旧制の日本歯科大学，大阪歯科大学，日本大学歯学部発足	
	岩手医科大学に歯科開設	
	保健所法改正(保健所歯科導入)	
	日本歯科医師会に学術会議設置	
1948(昭和23)	大阪大学医学部に口腔治療学講座開設	
1949(昭和24)	口腔衛生週間開始	インプラント義歯開発
	第一回総合歯科医学大会開催(東京)	
1950(昭和25)	第二回総合歯科医学大会開催(東京)	
	歯科衛生士，保健所・歯科診療所参入	
1951(昭和26)	東京医科歯科大学(新制)発足	日本，WHOに加入
	東京医科歯科大学に歯科材料研究所開設	
	歯学教育基準決定	
1952(昭和27)	第三回総合歯科医学会開催(東京)	第十一回国際歯科コングレス開催(ローマ)
	東京歯科大学(新制)発足	
	大阪大学歯学部発足	
	京都山科地区，上水道フッ素添加開始	
	第四回総合歯科医学会開催(東京)	

歯科医療史略年表

年 度	日 本	世 界
1953(昭和 28)	新制の日本歯科大学，大阪歯科大学，日本大学歯学部発足 第五回日本歯科医学会総会開催(大阪，日歯五十周年記念) 労働基準法改正(歯科健診導入)	
1955(昭和 30)	第六回日本歯科医学会総会開催(東京，第一回アジア歯科学術会議併催)	アジア太平洋歯科連盟(APDF)発足
1957(昭和 32)	長野県阿智村が地域歯科保健活動で保健文化賞受賞 第七回日本歯科医学会総会開催(東京)	第十二回国際歯科コングレス開催(ローマ，日本より多数参加)
1958(昭和 33)	国立予防衛生研究所に歯科衛生部設置	高添一郎スウェーデン留学
1959(昭和 34)	第八回日本歯科医学会総会(東京)	WHO 太平洋地区歯科セミナー開催(高木圭二郎，竹内光春，落合靖一参加)
1960(昭和 35)	全日本よい歯の学校表彰発足	
1961(昭和 36)	愛知学院大学歯学部発足 インプラント導入 第九回日本歯科医学会総会(東京) 国民皆保険発足 三歳児歯科健診指導発足	
1962(昭和 37)		第十三回国際歯科コングレス(ケルン，日本より多数参加)
1963(昭和 38)	第十回日本歯科医学会総会開催(大阪)	
1964(昭和 39)	神奈川歯科大学発足	
1965(昭和 40)	新潟大学，広島大学，東北大学歯学部，岩手医科大学歯学部発足	
1966(昭和 41)	第十一回日本歯科医学会総会開催(東京)	第十四回国際歯科コングレス(パリ)

年　度	日　本	世　界
1967(昭和 42)	北海道大学，九州大学，歯学部発足 メタルボンド導入 日本歯科保存口腔治療学会発足	
1969(昭和 44)	コンポジットレジン導入 第十二回日本歯科医学会総会開催(大阪)	
1970(昭和 45)	城西歯科大学，鶴見女子大学歯学部発足 X 線パノラマ装置普及	第十五回国際歯科コングレス(メキシコシティ，以後毎年開催)
1971(昭和 46)	岐阜歯科大学，日本大学松戸歯学部発足	
1972(昭和 47)	松本歯科大学，東北歯科大学，福岡歯科大学発足 日本歯科大学新潟歯学部発足 三重県朝日町で上水道フッ素添加開始 第一回全国歯科公衆衛生大会開催(広島，一回限りで中止)	
1973(昭和 48)	第十三回日本歯科医学会総会開催(東京)	
1975(昭和 50)	東北大学歯学部発足 医療 110 番開設	
1977(昭和 52)	徳島大学歯学部発足 昭和大学歯学部発足 第十四回日本歯科医学会総会開催(東京)	
1978(昭和 53)	鹿児島大学歯学部，東日本学園大学歯学部発足	
1980(昭和 55)	岡山大学，長崎大学，歯学部発足 第一回全国歯科保健大会開催(横浜，以後毎年開催)	
1983(昭和 58)	第十五回日本歯科医学会総会開催(東京，第 71 回 FDI 年次世界大会併催) 老人保健法公布	

歯科医療史略年表

年　度	日　本	世　界
1987(昭和 62)	財団法人歯科臨床研修振興財団発足 第十六回日本歯科医学会総会開催(東京)	
1989(平成 1)	8020 運動提唱	
1991(平成 3)	第十七回日本歯科医学会総会開催(大阪)	
1995(平成 7)	第十八回日本歯科医学会総会開催(東京)	
2000(平成 12)	第十九回日本歯科医学会総会開催(東京，22 回アジア太平洋歯科大会共催) 8020 推進財団発足	
2004(平成 16)	第二十回日本歯科医学会総会開催(横浜)	

江藤一洋

1941年大分県生まれ
1967年東京医科歯科大学歯学部卒業
1971年東京医科歯科大学大学院歯学研究科修了
(歯学博士)
東京医科歯科大学歯学部助手，米国立衛生研究所(NIH)客員研究員，東京医科歯科大学歯学部教授，同大学学生部長などを経て，
現在—東京医科歯科大学大学院医歯学総合研究科長，東京医科歯科大学歯学部長
専攻—分子発生学
著書—『哺乳動物の初期発生』(理工学社)
『形態形成と発生工学』(講談社)
『哺乳類の発生工学』(ソフトサイエンス社) など

歯の健康学　　岩波新書(新赤版) 910

2004年9月22日　第1刷発行

編　者　江藤一洋《えとうかずひろ》

発行者　山口昭男

発行所　株式会社 岩波書店
〒101-8002 東京都千代田区一ツ橋 2-5-5

電　話　案内 03-5210-4000　販売部 03-5210-4111
新書編集部 03-5210-4054
http://www.iwanami.co.jp/

印刷・三陽社　カバー・半七印刷　製本・中永製本

ISBN 4-00-430910-7　　Printed in Japan

岩波新書創刊五十年、新版の発足に際して

岩波新書は、一九三八年一一月に創刊された。その前年、日本軍部は日中戦争の全面化を強行し、国際社会の指弾を招いた。しかし、アジアに覇を求めた日本は、言論思想の統制をきびしくし、世界大戦への道を歩み始めていた。出版を通して学術と社会に貢献・尽力することを終始希いつづけた岩波書店創業者は、この時流に抗して、岩波新書を創刊した。

創刊の辞は、道義の精神に則らない日本の行動を深憂し、権勢に媚び偏狭に傾く風潮と他を排撃する驕慢な思想を戒め、批判的精神と良心的行動に拠る文化日本の躍進を求めての出発であると謳っている。このような創刊の意は、戦時下においても時勢に迎合しない豊かな文化的教養の書を刊行し続けることによって、多数の読者に迎えられた。戦争は惨澹たる内外の犠牲を伴って終わり、戦時下に一時休刊の止むなきにいたった岩波新書も、一九四九年、装を赤版から青版に転じて、刊行を開始した。新しい社会を形成する気運の中で、自立的精神の糧を提供することを願っての再出発であった。赤版は一〇一点、青版は一千点の刊行を数えた。

一九七七年、岩波新書は、青版から黄版へ再び装を改めた。右の成果の上に、より一層の課題をこの叢書に課し、閉塞を排し、時代の精神を拓こうとする人々の要請に応えたいとする新たな意欲によるものであった。即ち、時代の様相は戦争直後とは全く一変し、国際的にも国内的にも大きな発展を遂げながらも、同時に混迷の度を深めて転換の時代を迎えたことを伝え、科学技術の発展と価値観の多元化は文明の意味が根本的に問い直される状況にあることを示していた。

その根源的な問は、今日に及んで、いっそう深刻である。圧倒的な人々の希いと真摯な努力にもかかわらず、地球社会は核時代の恐怖から解放されず、各地に戦火は止まず、飢えと貧窮は放置され、差別は克服されず人権侵害はつづけられている。科学技術の発展は新しい大きな可能性を生み、一方では、人間の良心の動揺につながろうとする側面を持っている。溢れる情報によって、かえって人々の現実認識は混乱に陥り、ユートピアを喪いはじめている。わが国にあっては、いまなおアジア民衆の信を得ないばかりか、近年にいたって再び独善偏狭に傾く惧れのあることを否定できない。

豊かにして勁い人間性に基づく文化の創出こそは、岩波新書が、その歩んできた同時代の現実にあって一貫して希い、目標としてきたところである。今日、その希いは最も切実である。岩波新書が創刊五十年・刊行点数一千五百点という画期を迎えて、三たび装を改めたのは、この切実な希いと、新世紀につながる時代に対応したいとするわれわれの自覚とによるものである。未来をになう若い世代の人々、現代社会に生きる男性・女性の読者、また創刊五十年の歴史を共に歩んできた経験豊かな年齢層の人々に、この叢書が一層の広がりをもって迎えられることを願って、初心に復し、飛躍を求めたいと思う。読者の皆様の御支持をねがってやまない。

（一九八八年 一月）

岩波新書より

生物・医学

クジラと日本人　大隅清治
進化の隣人 ヒトとチンパンジー　松沢哲郎
遺伝子とゲノム　松原謙一
旬の魚はなぜうまい　岩井保
生体肝移植　後藤正治
分子生物学入門　美宅成樹
健康食品ノート　瀬川至朗
私の脳科学講義　利根川進
性機能障害　白井將文
ペンギンの世界　上田一生
植物のこころ　塚谷裕一
ヒトゲノム　榊佳之
健康ブームを問う　飯島裕一編著
疲労とつきあう　飯島裕一
日常生活の法医学　寺沢浩一
生活習慣病を防ぐ　香川靖雄
気になる胃の病気　渡辺純夫

血管の病気　田辺達三
胃がんと大腸がん〔新版〕　榊原宣
骨の健康学　林泰史
医の現在　高久史麿編
がんの予防〔新版〕　小林博
中国医学はいかにつくられたか　山田慶兒
肺の話　木田厚瑞
水族館のはなし　堀由紀子
アルツハイマー病　黒田洋一郎
アルコール問答　なだいなだ
日本の美林　井原俊一
現代の感染症　相川正道・永倉貢一
脳と神経内科　小長谷正明
神経内科　小長谷正明
脳を育てる　高木貞敬
東洋医学　大塚恭男
血圧の話　尾前照雄
ブナの森を楽しむ　西口親雄
ヒトの遺伝　中込弥男

老化とは何か　今堀和友
タバコはなぜやめられないか　宮里勝政
腸は考える　藤田恒夫
生物進化を考える　木村資生
花と木の文化史　中尾佐助

イワナの謎を追う　石城謙吉
DNAと遺伝情報　三浦謹一郎
母乳　山本高治郎
リハビリテーション　砂原茂一
腸内細菌の話　光岡知足

脳の話　時実利彦
人間であること　時実利彦
人間はどこまで動物か　A・ポルトマン 高木正孝訳
人間以前の社会　今西錦司
私憤から公憤へ　吉原賢二

岩波新書より

基礎科学

宇宙人としての生き方　松井孝典
オーロラ その謎と魅力　赤祖父俊一
地震と噴火の日本史　伊藤和明
放射線と健康　舘野之男
宇宙からの贈りもの　毛利衛
「わかる」とは何か　長尾真
化学に魅せられて　白川英樹
カラー版 続 ハッブル望遠鏡が見た宇宙　野本陽代
カラー版 ハッブル望遠鏡が見た宇宙　野本陽代 R・ウィリアムズ
木造建築を見直す　坂本功
カラー版 恐竜たちの地球　冨田幸光
市民科学者として生きる　高木仁三郎
科学の目 科学のこころ　長谷川眞理子
コンクリートが危ない　小林一輔
地震予知を考える　茂木清夫
カラー版 シベリア動物誌　福田俊司

味と香りの話　栗原堅三
生命と地球の歴史　丸山茂徳 磯崎行雄
極北シベリア　福田正己
科学論入門　佐々木力
活断層　松田時彦
摩擦の世界　角田和雄
小鳥はなぜ歌うのか　小西正一
日本酒　秋山裕一
量子力学入門　並木美喜雄
うま味の誕生　柳田友道
日本列島の誕生　平朝彦
色彩の科学　金子隆芳

森の不思議　神山恵三
物理学とは何だろうか 上・下　朝永振一郎
分子と宇宙　木原太郎
火山の話　中村一明

科学の方法　中谷宇吉郎

宇宙と星　畑中武夫
数学の学び方・教え方　遠山啓
数学入門 上・下　遠山啓

物理学はいかに創られたか 上・下　アインシュタイン インフェルト 石原純訳
零の発見　吉田洋一

コンピュータ

マルチメディア　西垣通
新パソコン入門　石田晴久
インターネット自由自在　石田晴久
インターネット術語集II　矢野直明
インターネット術語集　矢野直明
インターネットセキュリティ入門　佐々木良一
インターネットII　村井純
インターネット　村井純
パソコンソフト実践活用術　高橋三雄
Windows入門　脇英世

(2003.11)　(R)

岩波新書より

福祉・医療

当事者主権　中西正司・上野千鶴子
介護保険 地域格差を考える　中井清美
福祉ＮＰＯ　渋川智明
日本の社会保障　広井良典
居住福祉　早川和男
高齢者医療と福祉　岡本祐三
看護 ベッドサイドの光景　増田れい子
体験ルポ 日本の高齢者福祉　山井和則・斉藤弥生
体験ルポ 世界の高齢者福祉　山井和則
信州に上医あり　南木佳士
がん告知以後　季羽倭文子
心の病と社会復帰　蜂矢英彦
医療の倫理　星野一正

医者と患者と病院と　砂原茂一

環境・地球

リサイクル社会への道　寄本勝美
地球の水が危ない　高橋裕
ダムと日本　天野礼子
中国で環境問題にとりくむ　定方正毅
地球持続の技術　小宮山宏
熱帯雨林　湯本貴和
日本の渚　加藤真
ダイオキシン　宮田秀明
環境税とは何か　石弘光
地球環境報告II　石弘之
地球環境報告　石弘之
山の自然学　小泉武栄
森の自然学校　稲本正
地球温暖化を防ぐ　佐和隆光
地球温暖化を考える　宇沢弘文
地球環境問題とは何か　米本昌平
自然保護という思想　沼田真
水の環境戦略　中西準子
アメリカの環境保護運動　岡島成行

社会

ルポ 解雇　島本慈子
未来をつくる図書館　菅谷明子
メディア・リテラシー　菅谷明子
リストラとワークシェアリング　熊沢誠
女性労働と企業社会　熊沢誠
能力主義と企業社会　熊沢誠
食の世界にいま何がおきているか　中村靖彦
狂牛病　中村靖彦
豊かさの条件　暉峻淑子
豊かさとは何か　暉峻淑子
日本の刑務所　菊田幸一
靖国の戦後史　田中伸尚
日の丸・君が代の戦後史　田中伸尚
遺族と戦後　田中伸尚・田中宏・波田永実
山が消えた 残土・産廃戦争　佐久間充

ああダンプ街道　佐久間充
消費者金融 実態と救済　宇都宮健児
少年犯罪と向きあう　石井小夜子
定常型社会 新しい「豊かさ」の構想　広井良典
ゲランドの塩物語　コリン・コバヤシ
IT革命　西垣通
ワークショップ　中野民夫
原発事故はなぜくりかえすのか　高木仁三郎
子どもの危機をどう見るか　尾木直樹
科学事件　柴田鉄治
証言 水俣病　栗原彬編
マンション　小林一輔・藤木良明
コンクリートが危ない　小林一輔
仕事術　森清
すしの歴史を訪ねる　日比野光敏
まちづくりの実践　田村明
まちづくりの発想　田村明

現代たばこ戦争　伊佐山芳郎
東京国税局査察部　立石勝規
バリアフリーをつくる　光野有次
雇用不安　野村正實
ドキュメント 屠場　鎌田慧
ゴミと化学物質　酒井伸一
過労自殺　川人博
交通死　二木雄策
現代社会の理論　見田宗介
現代たべもの事情　山本博史
在日外国人〔新版〕　田中宏
日本の漁業　河井智康
日本の農業　原剛
男の座標軸 企業から家庭・社会へ　鹿嶋敬
男と女 変わる力学　鹿嶋敬
ボランティア もうひとつの情報社会　金子郁容
産業廃棄物　高杉晋吾
ディズニーランドという聖地　能登路雅子

岩波新書より

私は女性にしか期待しない	松田道雄
ODA援助の現実	鷲見一夫
障害者は、いま	大野智也
❖	
読書と社会科学	内田義彦
資本論の世界	内田義彦
社会認識の歩み	内田義彦
住宅貧乏物語	早川和男
食品を見わける	磯部晶策
社会科学における人間	大塚久雄
社会科学の方法	大塚久雄
❖	
戦没農民兵士の手紙	岩手県農村文化懇談会 編
水俣病	原田正純
非ユダヤ的ユダヤ人	I・ドイッチャー 鈴木一郎 訳
ユダヤ人	J-P・サルトル 安堂信也 訳
社会科学入門	高島善哉
自動車の社会的費用	宇沢弘文

岩波新書より

言語

横書き登場　屋名池誠
日本語の教室　大野晋
日本語練習帳　大野晋
日本語の起源〔新版〕　大野晋
日本語の文法を考える　大野晋
日本語をさかのぼる　大野晋
漢字と中国人　大島正二
仕事文をみがく　高橋昭男
仕事文の書き方　高橋昭男
伝わる英語表現法　長部三郎
日本人のための英語術　ピーター・フランクル
言語の興亡　R・M・W・ディクソン　大角翠訳
英語とわたし　岩波新書編集部編
中国 現代ことば事情　丹藤佳紀
ことば散策　山田俊雄
日本人はなぜ英語ができないか　鈴木孝夫
教養としての言語学　鈴木孝夫

日本語と外国語　鈴木孝夫
ことばと文化　鈴木孝夫
心にとどく英語　M・ピーターセン
日本人の英語 正・続　M・ピーターセン
翻訳と日本の近代　丸山真男　加藤周一
日本語ウォッチング　井上史雄
日本語はおもしろい　柴田武
日本の方言　柴田武
言語学とは何か　田中克彦
ことばと国家　田中克彦
英語の感覚 上・下　大津栄一郎
中国語と近代日本　安藤彦太郎
日本語〔新版〕上・下　金田一春彦

✧

外国語上達法　千野栄一
記号論への招待　池上嘉彦
外国人とのコミュニケーション　J・V・ネウストプニー
翻訳語成立事情　柳父章
日本語はどう変わるか　樺島忠夫

✧

言語と社会　P・トラッドギル　土田滋訳

✧

漢字　白川静
ことわざの知恵　岩波書店辞典編集部編
ことばの道草　岩波書店辞典編集部編

(2003.11)　(G)

現代世界

核拡散　川崎哲
帝国を壊すために　アルンダティ・ロイ　本橋哲也訳
シラクのフランス　軍司泰史
ブッシュのアメリカ　三浦俊章
ロシアの軍需産業　塩原俊彦
多文化世界　青木保
異文化理解　青木保
アフガニスタン 戦乱の現代史　渡辺光一
イギリス式生活術　黒岩徹
イギリス式人生　黒岩徹
国際マグロ裁判　小松正之　遠藤久
デモクラシーの帝国　藤原帰一
テロ後 世界はどう変わったか　藤原帰一編
イラクとアメリカ　酒井啓子
現代中国 グローバル化のなかで　興梠一郎
パレスチナ〔新版〕　広河隆一
「対テロ戦争」とイスラム世界　板垣雄三編
ソウルの風景　四方田犬彦
現代イラン 神の国の変貌　桜井啓子
オーストラリア　杉本良夫
NATO　谷口長世
アメリカの家族　岡田光世
ロシア市民　中村逸郎
ドナウ河紀行　加藤雅彦
中国路地裏物語　上村幸治
ロシア経済事情　小川和男
イスラームと国際政治　山内昌之
南アフリカ 「虹の国」への歩み　峯陽一
女たちがつくるアジア　松井やより
韓国言語風景　渡辺吉鎔
ユーゴスラヴィア現代史　柴宜弘
ビルマ 「発展」のなかの人びと　田辺寿夫
東南アジアを知る　鶴見良行
バナナと日本人　鶴見良行
韓国 民主化への道　池明観
環バルト海 地域協力のゆくえ　百瀬宏　志摩園子　大島美穂
フランス家族事情　浅野素女
人びとのアジア　中村尚司
ヴェトナム 「豊かさ」への夜明け　坪井善明
中国人口超大国のゆくえ　若林敬子
タイ 開発と民主主義　末廣昭
ハワイ　山中速人
カンボジア最前線　熊岡路矢
イスラームの日常世界　片倉もとこ
ヨーロッパの心　犬養道子
エビと日本人　村井吉敬

岩波新書より

法律

裁判官はなぜ誤るのか　秋山賢三
憲法への招待　渋谷秀樹
自治体・住民の法律入門　兼子仁
新 地方自治法　兼子仁
経済刑法　芝原邦爾
憲法と国家　樋口陽一
法とは何か〔新版〕　渡辺洋三
日本社会と法　渡辺・甲斐 広渡・小森田 編
法を学ぶ　渡辺洋三
法廷のなかの人生　佐木隆三
民法のすすめ　星野英一
マルチメディアと著作権　中山信弘
戦争犯罪とは何か　藤田久一
日本の憲法〔第三版〕　長谷川正安
結婚と家族　福島瑞穂
プライバシーと高度情報化社会　堀部政男
憲法第九条　小林直樹
日本人の法意識　川島武宜
ある弁護士の生涯　布施柑治

ジャーナリズム

映像とは何だろうか　吉田直哉
新聞は生き残れるか　中馬清福
テレビの21世紀　岡村黎明
反骨のジャーナリスト　鎌田慧
広告のヒロインたち　島森路子
ジャーナリズムの思想　原寿雄
フォト・ジャーナリストの眼　長倉洋海
日米情報摩擦　安藤博
キャッチフレーズの戦後史　深川英雄
抵抗の新聞人 桐生悠々　井出孫六

岩波新書より

世界史

ドイツ史10講　坂井榮八郎
インカとエジプト　増田義郎・吉村作治
古代ギリシアの旅　高野義郎
ニューヨーク　亀井俊介
ローマ散策　河島英昭
中華人民共和国史　天児慧
古代エジプトを発掘する　高宮いづみ
サンタクロースの大旅行　葛野浩昭
義賊伝説　南塚信吾
中央アジア歴史群像　加藤九祚
華僑　斯波義信
獄中一九年　徐勝
民族と国家　山内昌之
アメリカ黒人の歴史〔新版〕　本田創造
諸葛孔明　立間祥介
大恐慌のアメリカ　林敏彦

中国近現代史　小島晋治・丸山松幸
ペスト大流行　村上陽一郎
ウズベック・クロアチア・ケララ紀行　加藤周一
アフガニスタンの農村から　大野盛雄
インドで暮らす　石田保昭
自由への大いなる歩み　M・L・キング
インカ帝国　泉靖一
中国の歴史 上・中・下　貝塚茂樹
インドとイギリス　吉岡昭彦
魔女狩り　森島恒雄
ヨーロッパとは何か　増田四郎
世界史概観 上・下　H・G・ウェルズ　長谷部文雄・阿部知二 訳
歴史とは何か　E・H・カー　清水幾太郎 訳
ライン河物語　笹本駿二

岩波新書より

芸術

東京遺産	森まゆみ
絵のある人生	安野光雅
江戸の絵を愉しむ	榊原悟
日本絵画のあそび	榊原悟
能楽への招待	梅若猶彦
日本の色を染める	吉岡幸雄
カラー版 メッカ	野町和嘉
プラハを歩く	田中充子
エノケン・ロッパの時代	矢野誠一
カラー版 似顔絵	山藤章二
歌舞伎の歴史	今尾哲也
ポピュラー音楽の世紀	中村とうよう
歌舞伎ことば帖	服部幸雄
コーラスは楽しい	関屋晋
イギリス美術	高橋裕子
役者の書置き	嵐芳三郎
ぼくのマンガ人生	手塚治虫
ジャズと生きる	穐吉敏子
カラー版 妖精画談	水木しげる
ロシア・アヴァンギャルド	亀山郁夫
日本の近代建築 上・下	藤森照信
ファッション	森英恵
フィルハーモニーの風景	岩城宏之
千利休 無言の前衛	赤瀬川原平
ゴッホ星への旅 上・下	藤村信
狂言役者―ひねくれ半代記	茂山千之丞
マリリン・モンロー	亀井俊介
グスタフ・マーラー	柴田南雄
ある映画監督	新藤兼人
日本人とすまい	上田篤
陶磁の道	三上次男
水墨画	矢代幸雄
絵を描く子供たち	北川民次
名画を見る眼 正・続	高階秀爾
秘境のキリスト教美術	柳宗玄
ギリシアの美術	澤柳大五郎
音楽の基礎	芥川也寸志
日本美の再発見〔増補改訳版〕	ブルーノ・タウト 篠田英雄訳